D1728215

Restart Metabolico

Raggiungi il Tuo Peso Forma Tramite i Benefici della Dieta Risveglia Metabolismo. Scopri Come il Tuo Corpo Assimila le Calorie

SOFIA MANCINI

Disclaimer:

Si prega di notare che il contenuto di questo libro è esclusivamente per scopi educativi e di intrattenimento. Ogni misura è stata presa per fornire informazioni accurate, aggiornate e completamente affidabili. Non sono espresse o implicate garanzie di alcun tipo. I lettori riconoscono che il parere dell'autore non è da sostituirsi a quello legale, finanziario, medico o professionale.

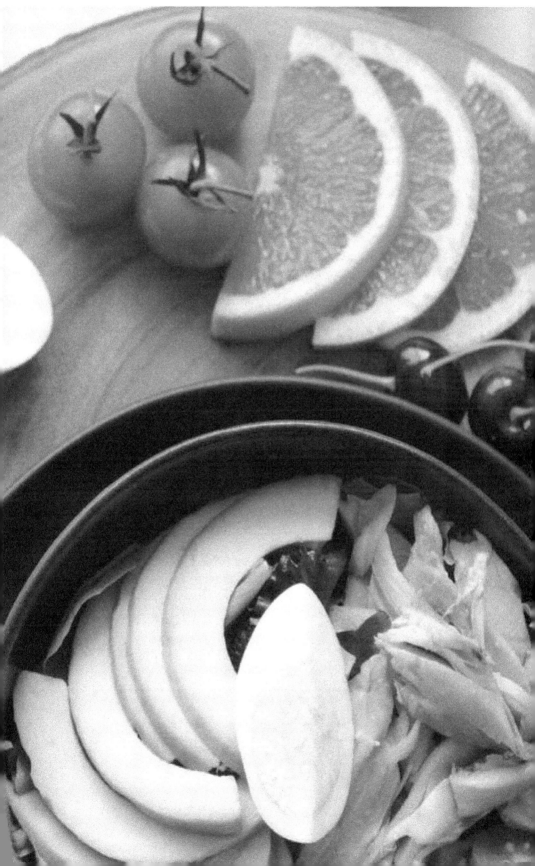

Sommario

—

Introduzione

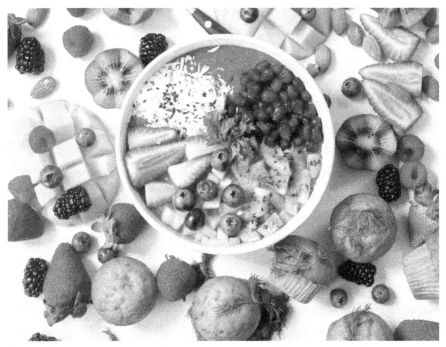

Quando si parla di dieta in generale e di come perdere peso, il discorso non prescinde mai da un termine a noi noto e cioè il metabolismo.

Metabolismo e dieta sono, in sostanza, due binomi inscindibili.

Questo perché è grazie ad un metabolismo perfettamente funzionante che vedremo l'efficacia di una dieta, in tempi più rapidi possibili

Perciò, la riuscita della dieta dipende in tutto e per tutto da un buon metabolismo.

Ma se esso dovesse essere più lento, o più pigro, rispetto alla norma è possibile che sia la dieta stessa ad intervenire per "risvegliarlo"?

La risposta è affermativa e rappresenta lo scopo che si è prefissato questo libro.

In questo testo, l'inscindibilità tra ciò che andremo a mangiare, e quindi la nostra dieta, ed il metabolismo verrà perfettamente spiegata e sviluppata.

Dicevamo che lo scopo ultimo di questa trattazione è dare una risposta affermativa all'esistenza del connubio tra dieta e metabolismo.

Un connubio che permetta la riuscita della prima e il risveglio con conseguente e facilitata perdita di peso del secondo.

Sarà quindi nostro compito quello di fornirvi tutte le informazioni necessarie, il supporto, gli strumenti e gli schemi pratici per costruire la vostra dieta risveglia metabolismo.

Un regime dietetico che non è sicuramente rigido come le cosiddette "diete *low carb*" ma che vi renderà il compito meno arduo.

Meno difficile perché la dieta non mirerà solo a farvi perdere il peso corporeo (di questo tipo di diete ne esistono già una moltitudine).

Ma una dieta che andrà a scavare a fondo e risolverà il problema dalla base: riattivare un metabolismo lento.

Perché è proprio questo quello che andremo a comprendere: che il nostro dimagrire/ingrassare o rimanere di un certo peso dipende proprio dal metabolismo e dal suo funzionamento.

La prima parte del testo sarà infatti tutta improntata sulla spiegazione teorica del funzionamento e delle basi del metabolismo stesso; questa spiegazione teorica verrà seguita dai benefici e dagli svantaggi che apporta una dieta risveglia metabolismo.

Nella seconda parte del testo, invece, si passerà da una parte teorica ad una decisamente più pratica, dove verranno forniti consigli e trucchi pratici non solo per approcciarsi al meglio a questo tipo di dieta, ma anche a come iniziare ad impostarla.

La terza parte del libro sarà invece tutta pratica: verranno fornite 50 ricette che vanno dalla colazione alla cena, per poter mettere in pratica tutte le informazioni recepite su questa dieta.

Alla fine della lettura sarete perfettamente in grado non solo di poter conoscere, ma di mettere in pratica la dieta risveglia metabolismo.

PARTE PRIMA:

TEORIA SUL METABOLISMO E SULLA DIETA RISVEGLIA METABOLISMO

Capitolo 1 - Come il corpo assimila le calorie

La verità dietro l'assimilazione delle calorie

Una delle scomode verità di cui abbiamo parlato precedentemente, è proprio quella che una sola dieta non può essere valida per tutti.

Oltre a non essere valida per tutti, potrebbe essere salutare per qualcuno ma dannosa per qualcun altro.

L'altra scomoda verità è che solo col deficit calorico si può perdere realmente del peso corporeo.

Questa scomoda verità è legata quindi indissolubilmente al funzionamento del nostro metabolismo.

Queste due verità potrebbero trovare soluzione in una dieta risveglia metabolismo.

Per questo è importantissimo conoscere il funzionamento non solo in generale del metabolismo, ma soprattutto del nostro.

Quindi, quale verità più scomoda ci potrebbe essere che comprendere che alcune persone possono mangiare quantità industriali di cibo e rimanere comunque magre?

Tutto questo dipende (ed è inutile girarci intorno) dal metabolismo.

Ma il discorso non si può fermare solo alla mera affermazione del singolo e soggettivo metabolismo.

Il discorso deve essere approfondito spiegandovi, giustamente, quali sono i fattori (oltre al metabolismo basale) che si celano dietro un metabolismo più o meno veloce rispetto ad un altro.

Vi ribadiamo che più il metabolismo funziona correttamente, più è facile avere successo con la dieta.

Ma, quali sono questi fattori, lasciateci dire, "condizionanti"?

- Innanzitutto, dobbiamo citare l'età: dopo i 30 anni il metabolismo inizia gradualmente a rallentare, perdendo all'incirca fino all'8% ogni 10 anni. Al contrario nel primo anno di vita i bisogni energetici sono addirittura il doppio di quelli di una persona adulta. In altre parole, la spesa energetica basale è massima alla nascita (53 Kcal a 1 anno) e decresce fino a valori minimi dopo i 70 anni (31 Kcal a 75 anni). A parità di età, altezza e peso il metabolismo basale è minore nella donna rispetto agli uomini.

- Altezza: più si è alti più aumenta il BMR, quindi tra due persone di altezza diversa, ma ugualmente magre, quella più bassa avrà un metabolismo più lento.

- Ormoni: gli ormoni incidono direttamente sul metabolismo, soprattutto quelli della tiroide. Ad esempio, l'ipertiroidismo fa aumentare il metabolismo, mentre l'ipotiroidismo lo rallenta sensibilmente.

- Gravidanza e allattamento: negli ultimi periodi della gravidanza e durante l'allattamento, si ha un aumento dei bisogni energetici.

- Patologie: ci sono malattie che vanno ad agire direttamente sul metabolismo basale, come infezioni, neoplasie, ustioni e traumi.

- Temperatura esterna: caldo o freddo eccessivi possono alterare i valori del metabolismo basale. Si pensa che col freddo si bruci di più perché il raggiungimento dell'omeostasi (equilibrio di temperatura corporea) richieda molta più energia rispetto al periodo estivo.

- Alimentazione: incide molto il tipo di cibo ingerito, in termini sia qualitativi che quantitativi, così come il numero di pasti al giorno. L'introduzione di cibo determina, a sua volta, variazioni nella spesa energetica. Prove di laboratorio hanno dimostrato, infatti, che la spesa energetica aumenta dopo un pasto. Questo incremento può essere considerato come il lavoro richiesto per la digestione dei nutrienti SDA (Specific Dinamic Action) o DIT (Diet-Inducet Thermogenesis), che rappresenta circa il 5-10% della spesa energetica totale giornaliera.

- Sport e attività fisica aumentano il metabolismo basale. È risaputo che, una quota variabile della spesa energetica, è data dall'attività motoria AEE (Activity Energy Expenditure). Più alta è l'attività motoria giornaliera, maggiore sarà il consumo di calorie. La spesa energetica totale TDEE (Total Daily Energy Expenditure) è quindi data dalla spesa energetica basale, dall'energia spesa con l'attività motoria e dal lavoro richiesto per la digestione dei nutrienti.

- Massa magra: Più elevata è la massa magra, più calorie si consumano. Questa differenza inizia all'età di 3 anni e aumenta rapidamente alla pubertà, alla quale corrisponde l'aumento della muscolatura scheletrica nei maschi e di cellule adipose nelle femmine. Più è elevata la massa magra, rappresentata da ossa, muscoli, organi e acqua, più calorie si consumano a riposo e durante l'attività motoria. Quindi i muscoli bruciano calorie anche a riposo.

- Farmaci: gli studi hanno riscontrato come stimolanti e anfetamine aumentino il BMR, al contrario dei sedativi che lo abbassano.

Perché ad un soggetto allenato è permesso mangiare di più rispetto ad uno sedentario

Abbiamo compreso che tutti questi fattori indicati sopra possono influenzare il metabolismo basale. Abbiamo scoperto che una persona che fa attività sportiva, può permettersi di mangiare con meno problemi e in quantità maggiori rispetto ad una persona sedentaria.

È possibile comprendere questo concetto in altre parole?

Certamente. La spiegazione più semplice è che una persona che fa attività fisica, e che quindi ha un dispendio maggiore di energia, ha più possibilità di creare quel famoso deficit calorico nei confronti del metabolismo basale, rispetto ad una persona che sta seduta sul divano. Inoltre, con l'attività fisica si ottiene un conseguente aumento di massa magra.

L'aumento della massa magra, come abbiamo visto già in precedenza, richiede in automatico un dispendio calorico maggiore.

Quindi, a conti fatti, senza affidarci al fato o alla fortuna, una persona che consuma più energia rispetto ad un'altra (come chi fa sport o è una persona molto attiva) è automaticamente facilitata nel perdere peso o semplicemente nel mantenerlo.

Perciò, sarebbe importante per chi ha un metabolismo basale lento, fare qualcosa per ripristinare il consumo energetico e smaltire le calorie di troppo.

Ci sono tanti accorgimenti che possono rivelarsi utili per mantenere il metabolismo attivo. Una di queste è proprio legata allo scopo di questo libro: e cioè di seguire una dieta improntata a risvegliare un metabolismo decisamente più pigro.

Ma è altresì importante, provare a pareggiare i conti con chi ha un metabolismo più veloce grazie ad una consistente quantità di massa magra.

E questo lo si può fare solo con un'attività fisica adeguata.

Con questo paragrafo si conclude il secondo capitolo. Nel prossimo capitolo ci accingeremo ad illustrarvi quali siano i principali benefici della dieta risveglia metabolismo.

Capitolo 2 - Benefici della dieta risveglia metabolismo

Comprendere la dieta risveglia metabolismo

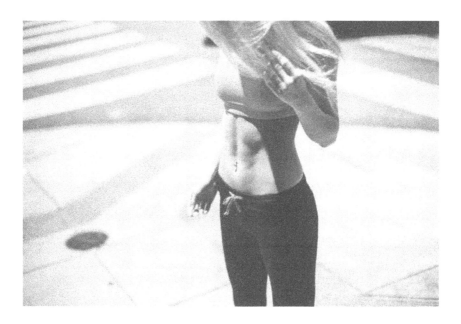

Se con le spiegazioni dei primi due capitoli avete compreso di appartenere alla categoria dei meno fortunati a livello di metabolismo, potete passare ad avvicinarvi alla dieta risveglia metabolismo. Essa potrebbe davvero rappresentare una soluzione al problema di un metabolismo pigro che ha bisogno, appunto, di essere riattivato.

Prima di parlarvi dei benefici vogliamo darvi una piccola spiegazione riguardante proprio la dieta risveglia metabolismo.

Quando ci riferiamo a questa dieta intendiamo un regime alimentare che non corrisponde ad un regime dietetico vero e proprio, ma bensì di uno stile di vita che permette una sorta di "ri-educazione" del vostro metabolismo.

Non stiamo parlando quindi della classica dieta drastica sotto le 1000 calorie che vi farà magari perdere peso la prima settimana per poi farveli prendere con gli interessi perché, appunto, c'è sempre un problema di base e cioè un metabolismo che lavora poco.

La dieta risveglia metabolismo è stata una soluzione ideata, e improntata su questa tematica.

È stata una dieta frutto di anni di sviluppo e ricerca fatta da un medico nutrizionista, Maria Chiara Cuoghi, che ha cercato e trovato appunto una soluzione funzionale per un metabolismo poco attivo. È stata, inoltre, una soluzione studiata per permettere a chiunque di raggiungere una composizione corporea corretta e di mantenerla il più a lungo possibile.

Quindi più che di una dieta, si parla di un percorso, o di uno stile di vita più sano e consapevole non basato sulle privazioni ma su una gestione più corretta e bilanciata della propria alimentazione.

Per questo è importante conoscere il metabolismo e le sue fasi, ma soprattutto conoscere il proprio metabolismo basale, in modo da capire di cosa necessita il nostro corpo per funzionare al meglio.

Ma non conta solo questo. La dieta risveglia metabolismo tiene conto anche di altri fattori determinanti come ad esempio l'alcalinità. Nello specifico, con alcalinità ci riferiamo al grado di acidità nei cibi che ingeriamo. È stato scientificamente dimostrato che i cibi che possiedono un alto contenuto di acidità sono responsabili non solo di danneggiare la salute ma di compromettere la perdita di peso stessa.

Un altro fattore importante a cui fa riferimento la dieta risveglia metabolismo è il potere antiossidante che essa permette di raggiungere grazie ai cibi che propone di mangiare (come frutta e verdure fresca di stagione).

Altri fattori di cui questa dieta tiene conto sono il *nutrient timing* che altro non è che l'osservazione empirica dell'assunzione degli stessi cibi in differenti momenti della giornata (per comprendere che impatto metabolico differente possono avere sul nostro organismo) e l'indice glicemico che costituisce la capacità di un cibo di stimolare, se assunta, l'insulina da parte del pancreas. Quest'ultimo è molto importante per comprendere se si ha qualche disordine metabolico ed intervenire per diminuire la produzione eccessiva di insulina.

Dopo aver elencato tutti i fattori di cui la dieta risveglia metabolismo tiene conto, per comprendere ancora meglio questa dieta, esamineremo, nel prossimo paragrafo i principali benefici.

10 benefici della dieta risveglia metabolismo

Per comprendere al meglio la dieta risveglia metabolismo vogliamo illustrarvi i principali benefici che essa potrebbe apportare. Ne abbiamo individuati e sviluppati 10.

Essi possono essere così brevemente riassunti:

Dieta non dieta

Uno dei principali vantaggi di questo regime alimentare è che esso praticamente non rappresenta una dieta vera e propria, nel senso letterale del termine.

Come dicevamo sopra, più che una dieta drastica, la dieta risveglia metabolismo rappresenta una nuova disciplina alimentare volta a sistemare il metabolismo. Essa, quindi, non costituisce la classica dieta con schemi ben precisi da seguire, ma bensì uno stile di vita che potrebbe coinvolgere non solo voi stessi ma anche tutta la vostra famiglia. Creando un clima di collaborazione più positivo, sarete più portati ad avere successo nel raggiungimento del vostro obiettivo.

Non prevede restrizioni assurde

Si sente spesso parlare di diete a basso contenuto di carboidrati, iperproteiche o iperlipidiche dove avviene una sempre costante demonizzazione dei glucidi, visti come nemico assoluto da combattere. Attenzione, sempre per la questione della soggettività e di alcune patologie metaboliche, esse possono tornare sicuramente utili. Ma è anche ben risaputo che, in condizioni di assoluta normalità, più ci si priva di qualcosa più si sarà tentati di assumerla in quantità maggiori, vanificando ogni sforzo. Tralasciando il fatto della volontà ferrea nell'affrontare questi regimi restrittivi, la dieta risveglia metabolismo richiede anch'essa buona volontà ma sicuramente meno restrizioni. Si parla di nuova disciplina alimentare e non di privazione totale di certi nutrienti. Perciò non vi richiederà delle grosse rinunce. E questo costituisce un grosso vantaggio per la sua riuscita.

Non rappresenterà fonte di stress per il conteggio calorico

Anche se vi abbiamo detto che è importante conoscere il consumo calorico giornaliero, questo non è volto a imporvi uno schema rigido di calorie. A differenza delle altre diete, ed è proprio questo uno dei maggiori vantaggi della dieta risveglia metabolismo, essa non prevede il conteggio matematico delle calorie. Questo perché, come afferma la dott.ssa Cuochi, l'endocrinologia moderna ha fatto dei passi avanti dimostrando che il corpo umano non è semplicemente una "caldaia" brucia calorie ma che è molto più articolato e complesso. Per questo motivo potrebbe essere sbagliato, o addirittura controproducente, seguire un regime di vecchio stampo basato solo sul conteggio calorico che è sì importante per il deficit calorico. Controproducente perché deve tenere conto di tutti gli altri fattori che abbiamo già indicato.

È adatta a tutti

Abbiamo affermato che non tutte le diete sono adatte a tutti. E su questo vogliamo essere coerenti. Ma si parla molte volte di diete basate su un unico alimento o sul sacrificio di un macronutriente. Ma una dieta, che come abbiamo detto non essere una dieta vera e propria ma bensì una disciplina alimentare che mira a risolvere il problema principale e cioè quello di far lavorare il metabolismo in maniera più efficiente, non è sicuramente rischiosa come altre diete. Ed è sicuramente più efficace oggettivamente.

È una disciplina che mira al lungo termine

Essendo poco impositiva e restrittiva, la dieta risveglia metabolismo potrebbe rappresentare una soluzione di lungo termine. Perché essa non mira solamente a fare perdere peso, riattivando il metabolismo, nel breve e medio periodo, ma diventando uno stile di vita vero e proprio che agirà proprio sulla composizione corporea permetterà risultati più costanti nel tempo. Questo perché un metabolismo aggiustato continuerà ad esserlo per molto tempo grazie ad uno stile di vita salutare e disciplinato.

Questa dieta vi darà maggior consapevolezza

Quello a cui mira questa "dieta non dieta" è anche comprendere quello di cui un singolo soggetto ha davvero bisogno. Tutto questo porterà l'individuo stesso a intraprendere un percorso alimentare di auto consapevolezza che avrà come scopo quello di fornire tutti gli strumenti necessari per poter gestire in modo corretto e bilanciato la propria alimentazione. Con questo percorso di auto consapevolezza sarà possibile esaltare i propri pregi ed affrontare i propri limiti alimentari.

È una disciplina salutare

Anche se non si tratta di una dieta nel senso letterale del termine, stiamo comunque parlando di un regime sano e bilanciato, che non prevede l'eliminazione di macronutrienti o di nutrienti essenziali. Trattandosi di una disciplina che appunto prevede l'assunzione di tutti i nutrienti e dell'idratazione del nostro corpo apporterà solamente benefici a livello salutare.

Porterà ad una sensazione di benessere generale

Questa disciplina alimentare, oltre ad essere del tutto sana ed equilibrata, mira anche al benessere generale dell'individuo. Ciò significa che oltre ad una sana riformulazione corporea, avrete anche una maggiore vitalità ed energia. In aggiunta a tutto ciò, sentirete anche una sensazione di benessere psico-fisico in generale in quanto una migliore disciplina alimentare vi porterà a stare meglio psicologicamente e ad essere più sicuri di voi stessi.

È detox

Questo regime mira a cancellare, infatti, anni e anni di cibo spazzatura o di cibo poco salutare che hanno inevitabilmente "inquinato" in qualche modo il nostro corpo. Un corpo inquinato e sporco è un corpo che è inevitabilmente portato ad ammalarsi con maggior frequenza. Questa disciplina alimentare interviene anche per disintossicare il nostro organismo. Grazie ai cibi con forte potere ossidante che essa apporta e, gestendo alimentazione e idratazione nella maniera più corretta possibile, ci permetterà di ripulire il nostro corpo in modo da mantenerlo maggiormente in salute. Non solo. Grazie al potere antiossidante dei cibi permette di contrastare i radicali liberi preservando la giovinezza dei tessuti.

Consentirà una perdita di peso vera e propria

Come dicevamo sopra, la dieta risveglia metabolismo svolge la funzione di ripulire il nostro corpo da tossine e anni di eccessi alimentari. Ritrovando il proprio equilibrio, anche il metabolismo ripulito funzionerà maggiormente. Abbiamo menzionato la perdita di peso come ultimo beneficio non per ordine di importanza, anzi. Se una persona decide di cambiare abitudini alimentari è ovvio che si prefigge lo scopo di perdere peso. Anche se questa disciplina non impone l'ossessione di perdere chili in maniera super rapida, grazie al fatto che va proprio ad intervenire alla base del problema e cioè il metabolismo lento, vi permetterà davvero di realizzare un'effettiva perdita della massa grassa e di conseguenza del peso corporeo. Una dieta di questo tipo inoltre prevederà una preservazione ed una conseguente tonificazione della massa magra stessa.

Effetti indesiderati della dieta risveglia metabolismo

Dopo aver discusso e sviluppato i dieci principali benefici di questa dieta, è corretto mostrarvi dei possibili effetti collaterali legati a questa disciplina alimentare.
Parliamo di effetti indesiderati piuttosto che di svantaggi veri e propri, in quanto questa dieta non apporterà delle gravi ripercussioni su voi stessi. Ma è possibile che si verifichino comunque degli effetti indesiderati, soprattutto se partite da un metabolismo basale abbastanza lento.
Ecco qui elencati in breve questi svantaggi:

Sensazione di malessere fisico

Se avete un metabolismo già lento in partenza, il vostro corpo non potrebbe essere così ricettivo al cambiamento alimentare. Questo potrebbe comportare una sensazione di malessere fisico con conseguente mal di testa, stanchezza o senso di spossatezza e mancanza di concentrazione.

C'è da dire che questo potrebbe essere un effetto collaterale legato praticamente a tutte le diete e al conseguente cambio di regime alimentare. Per molte persone il processo di disintossicazione da certi cibi dannosi potrebbe essere non del tutto indolore e comportare la comparsa di questi sintomi.

Non è una dieta ad effetto immediato

Abbiamo parlato di disciplina a lungo termine che permette di avere risultati duraturi a lungo. Il problema sorge, soprattutto per chi ha un metabolismo lento, nella tempistica. Potrete vedere dei risultati concreti dopo un tempo non abbastanza breve, e questo potrebbe portare a demotivarvi e a mollare tutto. Per ovviare a questo problema vi ricordiamo che la dieta risveglia metabolismo è una dieta volta ad ottenere e mantenere i risultati sul lungo termine.

Difficoltà a monitorare la situazione

Legata al fatto di non perdere peso immediatamente potrebbe esserci il mancato conteggio delle calorie. Senza di esso, cosa che non prevede di fare questa dieta, potreste incontrare difficoltà a creare il deficit calorico e, di conseguenza a dimagrire. Per ovviare a questo problema, potrete fare una piccola eccezione ed annotare comunque le calorie assunte durante la giornata.

Con l'elenco dei possibili effetti indesiderati si conclude la discussione generale sulla dieta risveglia metabolismo e la parte prima del testo.

Nel prossimo capitolo troverete delle indicazioni precise e dei consigli pratici per approcciarvi a questo tipo di disciplina alimentare.

PARTE SECONDA:
DALLA TEORIA ALLA PRATICA

Capitolo 3 - Come impostare la dieta risveglia metabolismo

Eccoci arrivati al tema degli alimenti che servono per costruire la dieta risveglia metabolismo e quali alimenti sono da evitare assolutamente. Inizieremo indicandovi schematicamente quali sono gli alimenti ideali per costruire una dieta risveglia metabolismo ottimali.

Quali alimenti inserire nella dieta risveglia metabolismo

Qui sotto troverete elencata una lista completa degli alimenti utili al fine di riattivare il metabolismo per la perdita costante di peso.
Essi sono:

Alimenti termo genici: cibi e sostanze che, una volta ingeriti, richiedono un consumo di energia maggiore da parte del corpo	Peperoncino zenzero robiola arancio amaro caffeina calcio piruvato semi di Chia

	carnitina ficus salice bianco
Mangiare cibi brucia-grassi: Alcuni cibi sono capaci di risvegliare il metabolismo e accelerare il consumo di grassi. Assunti nelle giuste quantità, possono essere alleati davvero preziosi per bruciare e perdere peso.	frutta secca cacao amaro l'aceto i cereali (soprattutto integrali) cannella Quinoa
Carboidrati: macronutriente che rimane essenziale anche per la dieta risveglia metabolismo. Da preferire integrali	farina d'avena pasta e pane integrali riso integrale farro
Bere tè o caffè La teina e la caffeina, grazie al loro potere eccitante, aumentano il tasso metabolico di quasi il 10%. Non bisogna esagerare, perché la loro assunzione può avere anche delle controindicazioni. Ma assunti in quantità moderate, tè e caffè possono davvero aiutare ad attivare il metabolismo e a bruciare grassi.	Caffè Tè verde Tè nero Ricordatevi che devono essere tutti rigorosamente senza zucchero (si può al massimo utilizzare un cucchiaino di stevia come dolcificante)

Acqua e tisane: permettono il giusto di livello di idratazione e possono fungere da riattivatori del metabolismo.	Almeno 2 litri di acqua al giorno (o se non si arriva a questa quantità integrare con tè e tisane) Tisane digestive e infusi drenanti (come, ad esempio, le tisane al finocchio, zenzero, etc.) Tutte rigorosamente senza zucchero
Alimenti ricchi di iodio	Salvo diversa indicazione medica, come nel caso dell'ipertiroidismo, consumare alimenti ricchi di iodio favorisce il buon funzionamento del metabolismo: pesce e crostacei, in particolare, ne sono molto sono ricchi, aiutano la funzionalità tiroidea e, di conseguenza, possono favorire anche l'attività metabolica. Lo stesso risultato si ottiene anche con gli alimenti piccanti
Frutta e verdura fresca di stagione Sono consentite in quantità maggiori e rappresentano l'elemento chiave di questa dieta. Ricche di fibre e vitamine sono un toccasana per il metabolismo.	Verdura foglia verde (come ad esempio lattuga, rucola, broccoli, spinaci etc.) Funghi Carote Tutta la frutta di stagione (tranne quella ad alto indice glicemico)
Proteine di qualità	pesce carni magre

il giusto apporto di proteine è fondamentale per assumere gli amminoacidi essenziali per la preservazione della massa magra e per un buon metabolismo,	formaggi come il grana padano ad alto contenuto proteico legumi (tipo lenticchie) uova biologiche soia
Grassi buoni: solo grassi insaturi e non idrogenati	Olio d'oliva (a crudo) Frutta secca a guscio Alimenti contenenti Omega 3 (i grassi contenuti nel pesce, come tonno e salmone) Avocado

Gli alimenti vietati nella dieta risveglia metabolismo

Dopo avermi mostrato una tabella contenente tutti i cibi che vi serviranno per poter costruire la vostra dieta risveglia metabolismo, ecco una lista di quelli che sono assolutamente da evitare.

Zuccheri: apportano calorie inutili e nessun beneficio sul metabolismo	Zucchero semolato Zucchero di canna Miele Dolci
Cibi acidi: Tutti i cibi contenenti un ph fortemente acido che vanno ad incidere negativamente sul metabolismo	Cibi ad alto contenuto di zuccheri Prodotti da forno (come pizze, torte, biscotti) Salumi e affettati (a parte la bresaola e il prosciutto senza grassi e conservanti)
Alcolici e bevande gassate	Tutti gli alcolici Bevande zuccherate e gassate Succhi di frutta con alto tasso di zuccheri

Anche in questo caso calorie inutili, eccesso di zuccheri e portano problemi al fegato allo stomaco	
## Grassi idrogenati Da evitare perché non solo fanno ingrassare ma creano danni alla salute e al metabolismo	Carni grasse Burro e margarina Fritture Latticini eccessivamente grassi
## Alimenti ad alto indice glicemico Sono alimenti che vanno ad aumentare l'insulina e quindi eccessivamente dannosi per il metabolismo	Farine 00 Farina di mais Pane bianco Cibi ad alto contenuto di zuccheri Patate Frutta ad alto indice glicemico (tipo banane uva kaki e fichi)

PARTE TERZA:
RICETTE

Ecco illustratevi, in questa terza parte, tutte le ricette utili che potrete preparare. Si tratta di piatti sani e adatti a questo tipo di alimentazione. Queste 100 ricette sono suddivise in colazione, spuntini e snacks, ricette di primi, ricette di secondi (carne e pesce), contorni, ricette vegetariane, desserts e, per finire, gli smoothie detox.

Capitolo 4 – Colazione

Frullato melone e anguria

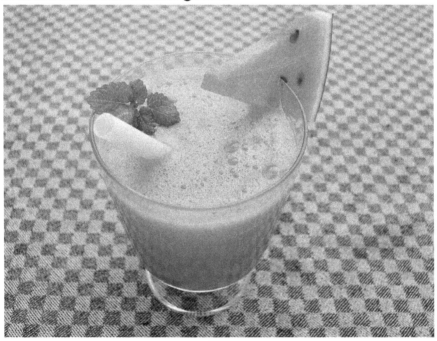

TEMPO DI PREPARAZIONE:10 minuti

CALORIE: 100

MACRONUTRIENTI: CARBOIDRATI: 9 GR; PROTEINE: 2 GR; GRASSI: GR 2

INGREDIENTI PER 2 PERSONE

- 100 gr di polpa di anguria
- 100 gr di polpa di melone
- 1 limone
- Latte di mandorla non zuccherato

PREPARAZIONE

1. Lavate e asciugate la polpa di anguria e quella di melone e poi tagliatele a pezzetti.
2. Lavate e asciugate il limone, grattugiate la scorza e filtrate il succo nel bicchiere del frullatore.
3. Aggiungete il latte di mandorla e la polpa di melone e anguria, azionate il frullatore e frullate fino a quando non otterrete un composto liscio e omogeneo.
4. Mettete il frullato nei bicchieri, mettete le cannucce, decorate con la scorza di limone grattugiata e servite.

Frullato limone kiwi e menta

TEMPO DI PREPARAZIONE:10 minuti

CALORIE: 90

MACRONUTRIENTI: CARBOIDRATI:7 GR; PROTEINE:4 GR; GRASSI: GR 1

INGREDIENTI PER 2 PERSONE

- 2 kiwi
- 1 limone
- 30 gr di zenzero fresco

- 1 arancia
- 100 ml di latte di soia

PREPARAZIONE
1. Sbucciate i kiwi, lavateli a togliete la parte bianca centrale. Tagliateli a pezzi.
2. Lavate lo zenzero, grattugiatelo e mettetelo assieme ai kiwi nel bicchiere del frullatore.
3. Lavate e asciugate l'arancia, grattugiate la buccia e filtrate il succo nel bicchiere del frullatore.
4. Aggiungete il latte di soia e frullate il tutto ad alta velocità per 2 minuti.
5. Mettete il frullato nei bicchieri, aggiungete le cannucce, dei cubetti di ghiaccio e poi decorate con la scorza grattugiata dell'arancia e servite.

Uova strapazzate con asparagi e cotto

TEMPO DI PREPARAZIONE:10 minuti

TEMPO DI COTTURA:20 minuti

CALORIE: 210

MACRONUTRIENTI: CARBOIDRATI: 3 GR; PROTEINE: 23 GR; GRASSI: GR 11

INGREDIENTI PER 2 PERSONE
- 200 gr di asparagi verdi
- Tre uova
- 100 gr di prosciutto cotto senza conservanti
- Sale e pepe q.b.
- Olio di oliva q.b.

PREPARAZIONE
1. Iniziate con gli asparagi.

2. Togliete il gambo e la parte finale più dura, lavateli e asciugateli.
3. Tagliate gli asparagi in pezzetti di 2-3 cm ciascuno.
4. Mettete una pentola con acqua e sale, e quando inizia a bollire fate lessare le punte di asparagi per 10 minuti.
5. Scolate adesso gli asparagi e teneteli da parte.
6. In una ciotola sgusciate le uova e sbattetele, con sale e pepe, con una forchetta.
7. Aggiungete il prosciutto cotto tagliato a pezzetti e le punte di asparagi.
8. Mescolate e amalgamate bene.
9. Fate riscaldare un filo di olio in una padella e poi versate le uova.
10. Fate cuocere mescolando di continuo per 5-6 minuti, in base a come preferite la cottura dell'uovo.
11. Mettete le uova strapazzate nei piatti da portata, cospargete con un po' di pepe nero e servite.

Uova strapazzate con polpa di granchio

TEMPO DI PREPARAZIONE:10 minuti
TEMPO DI COTTURA:5 minuti
CALORIE: 180
MACRONUTRIENTI: CARBOIDRATI: 2 GR; PROTEINE:25 GR; GRASSI: GR 4

INGREDIENTI PER 2 PERSONE

- 50 gr di polpa di granchio
- 3 uova
- 1 cucchiaio di latte
- Sale e pepe q.b.
- Olio di oliva q.b.
- Erba cipollina q.b.

PREPARAZIONE

1. In una ciotola sgusciate le uova. Sbattetele con una forchetta e poi aggiungete sale e pepe.
2. Fate riscaldare un po' di olio di oliva e poi aggiungete la polpa di granchio.
3. Fate insaporire un paio di minuti e poi versate le uova nella padella.
4. Mescolate di continuo in modo tale che le uova non si compattino e non formino una frittata.
5. Fate cuocere per 5 minuti, regolate di sale e pepe e poi mettete le uova nei piatti da portata.
6. Decorate con un po' di pepe nero e l'erba cipollina tritata e servite.

Capitolo 5 - Spuntini e snacks

Frittata al forno con zucchine gamberi e peperoni

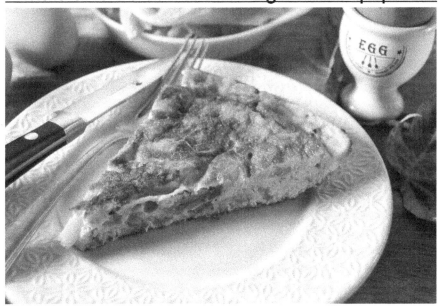

TEMPO DI PREPARAZIONE:20 minuti
TEMPO DI COTTURA:25 minuti
CALORIE: 240
MACRONUTRIENTI: CARBOIDRATI:11 GR; PROTEINE: 26 GR; GRASSI: GR 12

INGREDIENTI PER 2 PERSONE

- 3 uova
- 1 zucchina
- 100 gr di gamberetti
- 1 peperone giallo
- Un cucchiaio di parmigiano grattugiato

- Sale e pepe q.b.
- Olio di oliva q.b.

PREPARAZIONE

1. Spuntate la zucchina, sbucciatela, lavatele e poi tagliatela a cubetti.
2. Sgusciate i gamberetti, togliete il filamento nero, lavateli sotto acqua corrente e poi asciugateli.
3. Togliete il picciolo al peperone, tagliatelo a metà, togliete i filamenti bianchi e i semi e poi lavatelo sotto acqua corrente. Tagliatelo a cubetti.
4. Sgusciate le uova in una ciotola e sbattetele con una forchetta.
5. Aggiungete la zucchina, i gamberetti, il parmigiano e il peperone e mescolate per amalgamare bene.
6. Regolate di sale e pepe poi spennellate una teglia rotonda con un po' di olio e versate il composto all'interno.
7. Fate cuocere in forno a 200° per 25 minuti.
8. Appena finito il tempo di cottura, sfornatela, lasciatela riposare per 5 minuti, poi tagliatela a fette e servite.

Frittata di porri funghi e gamberi

TEMPO DI PREPARAZIONE:25 minuti
TEMPO DI COTTURA:20 minuti
CALORIE: 165
MACRONUTRIENTI: CARBOIDRATI: 3 GR; PROTEINE:22 GR; GRASSI: 5 GR

INGREDIENTI PER 2 PERSONE

- 2 uova
- 200 gr di gamberetti
- Un porro
- 50 gr di funghi champignon
- Olio di oliva q.b.

- Sale e pepe q.b.

PREPARAZIONE

1. Togliete il gambo e le foglie esterne più dure al porro, lavatelo e poi tagliatelo a rondelle.
2. Sgusciate i gamberi, togliete il filamento nero, poi lavateli e asciugateli.
3. Togliete la parte terrosa dei funghi, lavateli, asciugateli e poi tagliateli a fettine.
4. Sbattete le uova in una ciotola con una forchetta. Aggiungete sale e pepe e mescolate.
5. Mettete adesso il porro i funghi e i gamberi e mescolate bene per amalgamare il tutto.
6. Spennellate una teglia con olio di oliva. Versate il composto all'interno e fate cuocere a 180° per 20 minuti.
7. Appena la frittata sarà cotta, toglietela dal forno, lasciatela intiepidire un paio di minuti, poi tagliatela a fettine e servite.

Omelette con ricotta

TEMPO DI PREPARAZIONE: 5 minuti

TEMPO DI COTTURA: 10 minuti

CALORIE: 214

MACRONUTRIENTI: CARBOIDRATI:4 GR; PROTEINE: 24 GR; GRASSI: GR 7

INGREDIENTI PER 2 PERSONE
- 120 gr di ricotta di vaccina
- 3 uova
- 2 ciuffi di prezzemolo
- Sale e pepe q.b.
- Olio di oliva q.b.

PREPARAZIONE

1. Mettete la ricotta in una ciotola.
2. Lavate e asciugate il prezzemolo e poi tritatelo finemente e mettetelo nella ciotola con la ricotta.
3. Aggiungete anche un pizzico di sale e pepe e poi mescolate per amalgamare bene.
4. In un 'altra ciotola sbattete le uova con un pizzico di sale e pepe.
5. Prendete una padella e fate riscaldare un po' di olio di oliva. Appena sarà caldo mettete a cuocere metà delle uova.
6. Appena l'omelette sarà cotta, riempitela con metà della ricotta, chiudetela a metà e mettetela nel piatto da portata.
7. Ripetete la stessa operazione con l'altra metà delle uova.
8. Servite ancora calde.

Capitolo 6 – Primi piatti

Zuppa di vongole allo zafferano

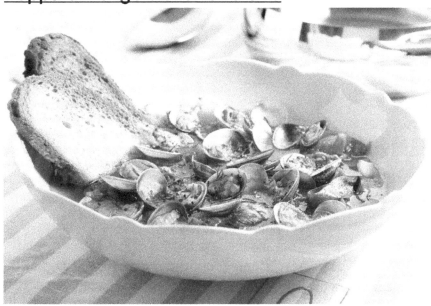

TEMPO DI PREPARAZIONE:20 minuti+1 notte di riposo per le vongole

TEMPO DI COTTURA:15 minuti

CALORIE: 160

MACRONUTRIENTI: CARBOIDRATI: GR 10 ; PROTEINE: 20 GR; GRASSI: 4 GR

INGREDIENTI PER 2 PERSONE

- 500 gr di vongole
- 1 spicchio d'aglio
- 100 gr di pomodoro pelato
- 500 ml di brodo vegetale

- 1 bustina di zafferano
- Sale e pepe q.b.
- Olio di oliva q.b.
- Un ciuffo di prezzemolo tritato

PREPARAZIONE

1. Mettete le vongole in una ciotola con acqua e sale e lasciatele tutta la notte a spurgare.
2. Passato il tempo di riposo, sciacquatele sotto acqua corrente e poi mettetele in una padella e fatele aprire.
3. Quando si saranno completamente aperte toglietele dalla padella e in un ciotola filtrate il liquido di cottura.
4. Sbucciate e lavate l'aglio.
5. In una pentola mettete un po' di olio di oliva e quando sarà caldo mettete l'aglio a dorare.
6. Appena sarà dorato, togliete l'aglio e mettete a soffriggere il pomodoro per un paio di minuti. Aggiungete adesso le vongole, regolate di sale e pepe e mettete la bustina di zafferano.
7. Mescolate e fate amalgamare il tutto e poi aggiungete il brodo.
8. Fate cuocere per 10 minuti, mescolando di tanto in tanto.
9. Appena la zuppa sarà pronta, mettetela nei piatti da portata, decoratela con il prezzemolo tritato e servite.

Crema di spinaci con uovo in camicia

TEMPO DI PREPARAZIONE:15 minuti

TEMPO DI COTTURA:20 minuti

CALORIE: 208

MACRONUTRIENTI: CARBOIDRATI: 1 GR; PROTEINE: 24 GR; GRASSI: 3 GR

INGREDIENTI PER 2 PERSONE

- 2 uova

- 400 gr di spinaci novelli
- 200 ml di brodo vegetale
- Sale e pepe q.b.
- Olio di oliva q.b.

PREPARAZIONE

1. Mondate gli spinaci, poi lavateli e asciugateli.
2. Mettete il brodo in una pentola e portatelo a bollore.
3. Aggiungete gli spinaci, regolate di sale e pepe e mescolate. Fate cuocere per 7 minuti e poi spegnete. Con un frullatore ad immersione frullate il tutto fino a quando non otterrete un composto omogeneo.
4. Mettete in un pentolino dell'acqua con un pizzico di sale e un cucchiaio di aceto.
5. Sgusciate le uova in due ciotoline separate
6. Quando l'acqua inizierà a bollire, abbassate la fiamma e con una frusta iniziate a girare l'acqua in modo da formare un vortice.
7. Immergetevi le uova una alla volta e fateli cuocere per 2 minuti.
8. Mettete nei piatti da portata la crema di spinaci, prelevate le uova dall'acqua aiutandovi con una schiumarola e mettetele sopra la crema di spinaci.
9. Condite con un filo di olio a crudo e servite.

Zuppa di lenticchie e zenzero

TEMPO DI PREPARAZIONE:15 minuti

TEMPO DI COTTURA:35 minuti

CALORIE: 165

MACRONUTRIENTI: CARBOIDRATI: 14 GR; PROTEINE: 6 GR; GRASSI: 3 GR

INGREDIENTI PER 2 PERSONE

- 120 gr di lenticchie

- Mezzo scalogno
- 400 ml di brodo vegetale
- 20 gr di zenzero fresco
- 1 cucchiaino di cumino
- 1 cucchiaino di concentrato di pomodoro
- Olio di oliva q.b.
- Sale e pepe q.b.

Preparazione

1. Sciacquate le lenticchie sotto acqua corrente e poi lasciatele scolare.
2. Sbucciate lo scalogno, lavatelo e poi tritatelo.
3. Mettete in una pentola un po' di olio di oliva e poi fate appassire lo scalogno per un paio di minuti.
4. Unite adesso lo zenzero grattugiato e il cumino e mescolate.
5. Aggiungete il concentrato di pomodoro e fate cuocere per altri 3 minuti.
6. Unite adesso le lenticchie e mescolate.
7. Regolate di sale e pepe e poi aggiungete il brodo vegetale.
8. Mettete un coperchio sulla pentola, lasciando un piccolo spiraglio, e fate cuocere le lenticchie per 30 minuti.
9. Controllate la cottura e se non sono ancora pronte proseguite per altri 5 minuti.
10. A fine cottura mettete la zuppa nei piatti da portata, condite con olio di oliva a crudo e servite.

Zuppa di farro e funghi

TEMPO DI PREPARAZIONE:15 minuti

TEMPO DI COTTURA:50 minuti

CALORIE: 346

MACRONUTRIENTI: CARBOIDRATI: 37 GR; PROTEINE:11 GR; GRASSI: 4 GR

INGREDIENTI PER 2 PERSONE

- 120 gr di farro decorticato
- 60 gr di funghi champignon
- Mezzo scalogno
- 1 carota
- 700 ml di brodo vegetale
- 2 foglie di alloro
- Un rametto di timo
- Sale e pepe q.b.
- Olio di oliva q.b.

PREPARAZIONE

1. Sbucciate la carota e lo scalogno, lavateli e poi tritateli.
2. Togliete la parte terrosa dai funghi, lavateli asciugateli e tagliateli a fettine.
3. Sciacquate il farro sotto acqua corrente e poi lasciatelo scolare.
4. Fate riscaldare un po' di olio in una pentola e poi mettete a rosolare la carota e lo scalogno.
5. Mescolate e poi aggiungete il farro.
6. Mescolate ancora e poi aggiungete i funghi e metà del brodo vegetale.
7. Coprite con un coperchio, lasciando un piccolo spazio e fate cuocere per 30 minuti a fuoco medio.
8. Lavate e asciugate le foglie di alloro e il timo e metteteli nella pentola, mettete il restante brodo e fate cuocere per altri 20 minuti.
9. Appena pronta versate la zuppa di farro nei piatti da portata, condite con olio e pepe e servite.

Capitolo 7 – Secondi piatti

Secondi di carne

<u>Pollo in salsa verde</u>

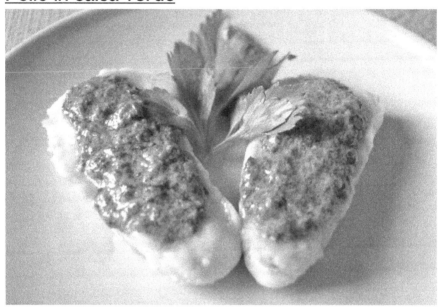

TEMPO DI PREPARAZIONE:20 minuti

TEMPO DI COTTURA:30 minuti

CALORIE: 320

MACRONUTRIENTI: CARBOIDRATI: 4 GR; PROTEINE:52 GR; GRASSI:1 GR

INGREDIENTI PER 2 PERSONE

- Un petto di pollo da 400 gr
- 2 ciuffi di prezzemolo
- 1 arancia

- Due foglie di menta
- 2 foglie di salvia
- Olio di oliva q.b.
- Sale e pepe q.b.

PREPARAZIONE

1. Lavate e asciugate il petto di pollo, togliete grasso e se presenti gli ossicini e poi tagliatelo a metà.
2. Lavate e asciugate il prezzemolo, la menta e la salvia.
3. Lavate e asciugate l'arancia, prelevate la scorza e filtrate il succo in una ciotola.
4. Mettete in un pentolino la scorza di arancia, la salvia e un ciuffo di prezzemolo. Portate ad ebollizione e poi aggiungete un po' di sale e i petti di pollo e fateli cuocere per 30 minuti.
5. Passati i 30 minuti, scolate il pollo e tenete da parte il fondo di cottura.
6. Mettete all'interno di un mixer l'altro ciuffo di prezzemolo, la menta, un mestolo di fondo di cottura, il succo di arancia e un po' di olio e frullate il tutto.
7. Tagliate il pollo a fettine e mettetelo nei piatti da portata. Cospargetelo con la salsa verde e servite.

Spiedini di tacchino speziato e mango

TEMPO DI PREPARAZIONE:20 minuti
TEMPO DI COTTURA:12-15 minuti
CALORIE: 180
MACRONUTRIENTI: CARBOIDRATI:7 GR; PROTEINE: 38 GR; GRASSI:1 GR

INGREDIENTI PER 2 PERSONE

- 250 gr di fesa di tacchino
- Un cucchiaino di cannella in polvere

- Un mango
- 2 chiodi di garofano
- Olio di oliva q.b.
- Sale e pepe q.b.

PREPARAZIONE

1. Togliete il grasso in eccesso al tacchino, poi lavatelo, asciugatelo e tagliatelo a cubetti.
2. Mettete i cubetti di tacchino in una ciotola e conditeli con olio, sale, pepe, i chiodi di garofano e la cannella.
3. Mescolate e amalgamate bene per insaporire il tacchino.
4. Fate cuocere il tacchino a vapore per 12 minuti.
5. Controllate la cottura e se non è ancora cotto continuate per altri 3 minuti.
6. Appena sarà cotto, mettete i cubetti di tacchino in un piatto.
7. Sbucciate il mango, lavatelo e tagliatelo a cubetti.
8. Prendete degli stecchini per spiedini e formate degli spiedini alternando i cubetti di mango con il tacchino.
9. Mettete gli spiedini nei piatti da portata contornati con insalata verde e servite.

Fettine di tacchino all'arancia

TEMPO DI PREPARAZIONE:10 minuti

TEMPO DI COTTURA:15 minuti

CALORIE: 250

MACRONUTRIENTI: CARBOIDRATI:6 GR; PROTEINE: 41 GR; GRASSI: 1 GR

INGREDIENTI PER 2 PERSONE
- 4 fettine di petto di tacchino
- 2 rametti di rosmarino
- 1 arancia

- 1 limone
- 30 ml di aceto di mele
- Sale e pepe q.b.
- Olio di oliva q.b.

PREPARAZIONE

1. Battete le fette di tacchino con un batticarne per renderle più sottili e omogenee e poi lavatele sotto acqua corrente e asciugatele
2. Spennellate una teglia con olio di oliva e mettete le fettine di tacchino all'interno, conditele con sale e pepe.
3. Spremete l'arancia e il limone e poi coprite il tacchino con il succo degli agrumi filtrato.
4. Lavate e asciugate il rosmarino e poi prelevate gli aghi e metteteli sul tacchino.
5. Finite di cospargere la carne con l'aceto di mele e fate cuocere in forno a 200° per 15 minuti.
6. Appena il tacchino sarà pronto, togliete la teglia dal forno e lasciate la carne riposare per un paio di minuti.
7. Mettete la carne nei piatti da portata, cospargetela con il fondo di cottura e servite.

Spezzatino di tacchino con i funghi

TEMPO DI PREPARAZIONE:20 minuti

TEMPO DI COTTURA:15 minuti

CALORIE: 210

MACRONUTRIENTI: CARBOIDRATI:14 GR; PROTEINE:29 GR; GRASSI: 1 GR

INGREDIENTI PER 2 PERSONE

- 300 gr di fesa si tacchino
- 1 pomodoro grande maturo
- 100 gr di funghi champignon

- 200 gr di pisellini
- Un ciuffo di prezzemolo
- Sale e pepe q.b.
- Olio di oliva q.b.

PREPARAZIONE

1. Lavate e asciugate la fesa di tacchino e poi tagliatela a cubetti.
2. Togliete la parte terrosa ai funghi, lavateli asciugateli e tagliateli a fettine.
3. Lavate il pomodoro e poi tagliatelo a cubetti.
4. Sgranate i pisellini, lavateli e poi scolateli.
5. Mettete un po' di olio in una casseruola e fate rosolare i funghi e il pomodoro. Mescolate e poi aggiungete i cubetti di tacchino.
6. Fate insaporire per 5 minuti e poi aggiungete i pisellini.
7. Aggiungete un bicchiere di acqua e fate cuocere per 15 minuti.
8. Nel frattempo, lavate e asciugate il prezzemolo e poi tritatelo.
9. Appena lo spezzatino sarà cotto, spegnete e aggiungete il prezzemolo tritato. Mescolate amalgamate bene e poi mettete nei piatti e servite.

Spezzatino di vitello con verdure

TEMPO DI PREPARAZIONE:15 minuti

TEMPO DI COTTURA:30 minuti

CALORIE: 380

MACRONUTRIENTI: CARBOIDRATI: 16 GR; PROTEINE: 38 GR; GRASSI:7 GR

INGREDIENTI PER 2 PERSONE

- 300 gr di polpa magra di vitello
- 1 carota di piccole dimensioni
- 1 zucchina
- 1 costa di sedano

- Mezza cipolla
- 50 gr di passata di pomodoro
- un cucchiaino di timo essiccato
- Sale e pepe q.b.
- Olio di oliva q.b.

PREPARAZIONE
1. Sbucciate la cipolla, lavatela e poi tritatela.
2. Togliete il gambo al sedano, i filamenti bianchi e poi lavatelo e tagliatelo a pezzettini.
3. Spuntate la carote e la zucchina, sbucciatele, lavatele e poi tagliate a cubetti.
4. Lavate e asciugate la polpa di vitello.
5. In un tegame fate riscaldare un filo di olio di oliva. Appena calda fate appassire la cipolla per un paio di minuti.
6. Aggiungete adesso il sedano e la carota e mescolate. Fate cuocere per 2 minuti e poi aggiungete la polpa di vitello.
7. Mescolate, regolate di sale e pepe e poi aggiungete la passata di pomodoro e il timo.
8. Aggiungete un bicchiere di acqua, coprite con un coperchio e fate cuocere per 15 minuti.
9. Mettete adesso le zucchine, aggiungete un altro bicchiere di acqua e fate cuocere per altri 15 minuti.
10. Appena pronto, mettete lo spezzatino nei piatti da portata e servite subito.

Filetto di vitello alla pizzaiola

TEMPO DI PREPARAZIONE:15 minuti
TEMPO DI COTTURA: 25 minuti
CALORIE: 310
MACRONUTRIENTI: CARBOIDRATI: 6 GR; PROTEINE: 49 GR; GRASSI:2 GR

INGREDIENTI PER 2 PERSONE

- 2 filetti di vitello da 200 gr ciascuno
- 200 gr di pomodori pelati
- 1 spicchio d'aglio
- Origano essiccato q.b.
- Sale e pepe q.b.
- Olio di oliva q.b.

PREPARAZIONE

1. Lavate e asciugate il filetto di vitello.
2. Sbucciate l'aglio, lavatelo, asciugatelo e poi tagliatelo a fettine sottili.
3. Spennellate una teglia con dell'olio di oliva, adagiate sul fondo la carne e poi cospargetela con il pomodoro pelato.
4. Condite con olio, sale e pepe e poi mettete sopra il pomodoro le fettine di aglio e l'origano essiccato.
5. Fate cuocere a 180° per 25 minuti.
6. Una volta cotto, togliete la teglia dal forno, lasciate la carne riposare per 5 minuti e poi servite la carne cosparsa con il fondo di cottura.

Filetto di vitello con salsa ai porri

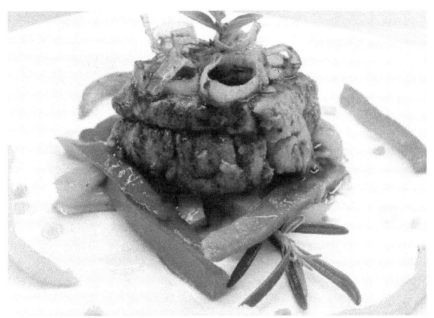

TEMPO DI PREPARAZIONE:15 minuti

TEMPO DI COTTURA: 20 minuti

CALORIE: 320

MACRONUTRIENTI: CARBOIDRATI: 8 GR; PROTEINE: 54 GR; GRASSI:2 GR

INGREDIENTI PER 2 PERSONE

- 2 filetti da 200 gr ciascuno
- 200 ml di brodo di carne
- 2 porri
- Sale e pepe q.b.
- Olio di oliva q.b.
- 2 rametti di timo
- 2 rametti di rosmarino

PREPARAZIONE

1. Lavate e asciugate il filetto di vitello.
2. Lavate e asciugate timo e rosmarino.
3. Togliete il gambo e le foglie esterne più dure, poi lavateli e tagliateli a rondelle.
4. Prendete una padella e mettete a riscaldare dell'olio. Fate rosolare il filetto due minuti per parte, regolate di sale e pepe e poi toglietelo.
5. Aggiungete adesso le erbe aromatiche e poi i porri.
6. Fate saltare il tutto per 3 minuti, regolate di sale e pepe e poi aggiungete il brodo di carne.
7. Fate cuocere per 15 minuti a fuoco medio.
8. Quando saranno passati i 15 minuti, aggiungete il filetto e fate cuocere per altri 5 minuti, girando la carne una sola volta.
9. Prendete i piatti, mettete il filetto, cospargete con la salsa ai porri e servite.

Filetto di manzo con carciofi

TEMPO DI PREPARAZIONE: 30 minuti

TEMPO DI COTTURA: 20minuti

CALORIE: 245

MACRONUTRIENTI: CARBOIDRATI: 6 GR; PROTEINE: 31 GR; GRASSI:4 GR

INGREDIENTI PER 2 PERSONE

- 2 filetti di manzo da 150 gr ciascuno
- Un 'arancia
- 2 carciofi
- 3 foglie di salvia
- Sale e pepe q.b.
- Olio di oliva q.b.

PREPARAZIONE

1. Iniziate con i carciofi. Togliete il gambo e le foglie più dure. Tagliateli a metà togliete la barbetta, tagliateli a spicchi e metteteli a lavare in una ciotola con acqua e succo di limone.
2. Spennellate una teglia con dell'olio e poi mettete all'interno i carciofi. Conditeli con olio, sale e pepe e poi fate cuocere a 200° per 20 minuti.
3. Lavate e asciugate il filetto di manzo.
4. Lavate le foglie di salvia.
5. Mettete a scaldare un filo di olio di oliva e poi fate rosolare le foglie di salvia per un paio di minuti.
6. Mettete adesso i filetti e fateli cuocere un paio di minuti per parte.
7. Spremete il succo di arancia, filtratelo e poi mettetelo nella padella con la carne.
8. Regolate di sale e pepe, fate insaporire la carne per 5 minuti e poi spegnete.

Lonza di maiale con carote

TEMPO DI PREPARAZIONE:20 minuti

TEMPO DI COTTURA: 45 minuti

CALORIE: 214

MACRONUTRIENTI: CARBOIDRATI: 12 GR; PROTEINE: 29 GR; GRASSI: GR 5

INGREDIENTI PER 2 PERSONE

- 250 gr di lonza di maiale
- 2 carote
- 1 scalogno
- 2 rametti di rosmarino
- 250 ml di brodo di carne
- olio di oliva q.b.
- sale e pepe q.b.

PREPARAZIONE

1. Sbucciate le carote, lavatele, asciugatele e poi tagliatele a rondelle.
2. Sbucciate lo scalogno e poi tritatelo.
3. Lavate e asciugate il rosmarino.
4. Lavate e asciugate la lonza di maiale.
5. Spennellate una teglia con dell'olio e poi mettete all'interno lo scalogno, le carote e la lonza di maiale.
6. Condite con sale, pepe e olio di oliva, aggiungete anche il rosmarino e il brodo e mettete in forno a 180° per 45 minuti, bagnando di tanto in tanto la lonza con il brodo.
7. Appena cotta, sfornate la lonza e lasciatela riposare su un tagliere per 5 minuti e poi tagliatela a fettine.
8. Mettete sul fondo dei piatti da portata le carote e lo scalogno e mettete sopra le fettine di lonza.
9. Cospargete il tutto con il fondo di cottura e servite.

Lonza di maiale a vapore con semi di finocchio

TEMPO DI PREPARAZIONE:15 minuti

TEMPO DI COTTURA: 20 minuti

CALORIE: 250

MACRONUTRIENTI: CARBOIDRATI:12 GR; PROTEINE: 34 GR; GRASSI:3 GR

INGREDIENTI PER 2 PERSONE

- Una lonza di maiale da 300 gr
- Semi di finocchio q.b.
- La scorza di un'arancia
- 1 rametto di timo
- 2 foglie di salvia
- Sale e pepe q.b.

- Olio di oliva q.b.

PREPARAZIONE

1. Togliete il grasso in eccesso alla lonza, poi lavatela sotto acqua corrente e asciugatela con carta assorbente.
2. Lavate e asciugate la scorza di arancia il timo e la salvia.
3. Prendete la base della vaporiera e riempitela con acqua. Mettete all'interno le erbe aromatiche, la scorza di arancia e il pepe.
4. Quando l'acqua giungerà ad ebollizione, mettete nel cestello della vaporiera la lonza, spolverizzatela con del sale e poi copritela con i semi di finocchio.
5. Fate cuocere la lonza, con il coperchio, per 20 minuti.
6. Passato il tempo di cottura, togliete la carne dal cestello e mettetela su un tagliere.
7. Tagliate la lonza a fettine, mettetela nei piatti da portata e servite cosparsa con un filo di olio di oliva a crudo.

Secondi di pesce

Filetto di salmone in guazzetto

TEMPO DI PREPARAZIONE: 15 minuti
TEMPO DI COTTURA:15 minuti
CALORIE: 308
MACRONUTRIENTI: CARBOIDRATI: 7 GR; PROTEINE: 28 GR; GRASSI:18 GR

INGREDIENTI PER 2 PERSONE
- 2 filetti di salmone da 200 gr ciascuno
- 8 pomodorini
- 1 spicchio di aglio

- Un cucchiaino di capperi
- Peperoncino tritato q.b.
- Un ciuffo di prezzemolo
- Sale e pepe q.b.
- Olio di oliva q.b.

PREPARAZIONE

1. Controllate che non siano presenti lische nel salmone altrimenti eliminatele aiutandovi con una pinzetta da cucina.
2. Lavate i filetti sotto acqua corrente e poi asciugateli.
3. Sbucciate l'aglio, lavatelo e asciugatelo.
4. Lavate e asciugate i pomodorini e poi tagliateli a metà.
5. Prendete una padella e mettete a riscaldare un filo di olio di oliva.
6. Mettete a dorare l'aglio e appena sarà giunto a doratura eliminatelo e mettete i capperi strizzati e il peperoncino tritato.
7. Fate insaporire un paio di minuti e poi aggiungete il salmone.
8. Rosolate il salmone un paio di minuti per lato, partendo dal lato della pelle.
9. Mettete adesso i pomodorini e un po' di acqua. Fate cuocere per 10 minuti, regolate di sale e poi spegnete.
10. Lavate e asciugate il prezzemolo e poi tritatelo.
11. Adagiate il salmone nei piatti da portata, aggiungete i pomodorini, cospargete con il fondo di cottura e il prezzemolo tritato e servite.

Gamberoni e pomodorini

TEMPO DI PREPARAZIONE:15 minuti
TEMPO DI COTTURA:15 minuti
CALORIE: 180
MACRONUTRIENTI: CARBOIDRATI: 5 GR; PROTEINE: 14 GR; GRASSI:8 GR

INGREDIENTI PER 2 PERSONE

- 300 gr di gamberoni
- 1 peperoncino
- 200 gr di pomodorini
- 1 aglio
- 1 ciuffo di prezzemolo
- Sale e pepe q.b.
- Olio di oliva q.b.

PREPARAZIONE

1. Sgusciate i gamberoni, togliete il filamento nero e poi lavateli accuratamente sotto acqua corrente e asciugateli.
2. Lavate e asciugate i pomodorini e poi tagliateli a metà.
3. Sbucciate l'aglio, lavatelo e asciugatelo.
4. Mettete a riscaldare un filo di olio di oliva in una padella e poi fate dorare l'aglio.
5. Appena sarà dorato, toglietelo e mettete il peperoncino tritato, mescolate per insaporire bene e poi mettete i gamberoni.
6. Fateli rosolare un minuto per lato, e poi aggiungete i pomodorini e mezzo bicchiere di acqua.
7. Fate cuocere per 10 minuti, poi regolate di sale e pepe e spegnete.
8. Lavate e asciugate il prezzemolo e poi tritatelo.
9. Mettete il gamberoni e i pomodorini nei piatti, irrorateli con il fondo di cottura e poi cospargete il tutto con il prezzemolo e servite.

Insalata di gamberoni e mango

TEMPO DI PREPARAZIONE:20 minuti+ 60 minuti per la marinatura

TEMPO DI COTTURA:6 minuti

CALORIE: 165

MACRONUTRIENTI: CARBOIDRATI: 6 GR; PROTEINE: 21 GR; GRASSI: 1 GR

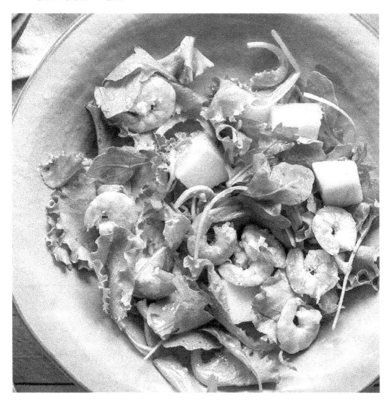

INGREDIENTI PER 2 PERSONE

- 6 gamberoni
- Mezzo mango
- 1 lime
- Erba cipollina q.b.
- 20 gr di zenzero in polvere

- Olio di oliva q.b.
- Sale e pepe q.b.
- 1 peperoncino
- aceto di mele q.b.

PREPARAZIONE

1. Sbucciate i gamberoni, togliete il filamento nero, e poi lavateli accuratamente sotto acqua corrente.
2. Metteteli in una ciotola e aggiungete lo zenzero, sale, pepe, olio di oliva e il succo filtrato del lime.
3. Mettete da parte a marinare per un'ora.
4. Nel frattempo, sbucciate il mango, togliete il nocciolo, lavatelo e poi tagliatelo a cubetti.
5. Mettete il mango in una ciotola e conditelo con sale, peperoncino tritato, olio di oliva e aceto di mele. Mescolate per insaporire il tutto.
6. Passata l'ora, scaldate una griglia e poi grigliate i gamberoni per 6 minuti, girandoli una sola volta.
7. Appena saranno cotti trasferiteli nei piatti da portata, contornate con il mango e decorate con l'erba cipollina. Potete servire.

Filetto di salmone con trito aromatico

TEMPO DI PREPARAZIONE:20 minuti

TEMPO DI COTTURA:20 minuti

CALORIE: 335

MACRONUTRIENTI: CARBOIDRATI:3 GR; PROTEINE: 34 GR; GRASSI:5 GR

INGREDIENTI PER 2 PERSONE

- 2 filetti di salmone da 200 gr ciascuno
- 100 gr di spinaci freschi
- 1 spicchio d'aglio

- 1 limone
- 1 rametto di rosmarino
- 1 rametto di timo
- 1 rametto di cerfoglio
- un ciuffo di prezzemolo
- Olio di oliva q.b.
- Sale e pepe q.b.

PREPARAZIONE

1. Togliete le lische ai filetti di salmone poi lavateli e asciugateli.
2. Sbucciate l'aglio e poi lavatelo. Tagliatelo a lamelle sottili.
3. Lavate e asciugate prezzemolo, rosmarino, timo e cerfoglio.
4. Mondate gli spinaci poi lavateli e asciugateli.
5. Tritate le foglie delle erbe aromatiche assieme agli spinaci.
6. Lavate e asciugate il limone, grattugiate la scorza e filtratene il succo in una ciotola.
7. Aggiungete nella ciotola un po' di scorza di limone e il trito di erbe aromatiche e spinaci.
8. Mescolate e amalgamate e poi aggiungete un cucchiaio di olio di oliva, sale e pepe e l'aglio tagliato a lamelle e mescolate ancora.
9. Spennellate una teglia, adagiate all'interno i filetti di salmone e poi coprite la superficie del pesce con il trito di erbe.
10. Fate cuocere in forno a 180° per 12 minuti.
11. Appena il pesce sarà cotto, sfornatelo, mettetelo nei piatti da portata, decorate con il resto della scorza di limone grattugiata e servite.

Gamberetti con salsa al melone

TEMPO DI PREPARAZIONE:10 minuti
TEMPO DI COTTURA: 5 minuti
CALORIE: 128

MACRONUTRIENTI: CARBOIDRATI: 6 GR; PROTEINE:20 GR; GRASSI:1 GR

INGREDIENTI PER 2 PERSONE

- Mezzo melone
- 500 gr di gamberetti
- 2 foglie di menta
- 2 foglie di salvia
- La scorza di un limone
- Un ciuffo di prezzemolo
- Sale e pepe q.b.
- Olio di oliva q.b.

PREPARAZIONE

1. Sgusciate i gamberetti, togliete il filamento nero e poi lavateli accuratamente sotto acqua corrente.
2. Metteteli nel cestello della vaporiere, o in uno scolapasta e spolverizzateli con un po' di sale.
3. Lavate la menta, la salvia, la buccia di limone e il prezzemolo.
4. Prendete la base della vaporiera, o in alternativa una pentola e mettete all'interno 300 ml di acqua. Mettete all'interno le erbe aromatiche, la buccia di limone e un po' di pepe e portate a bollore.
5. Mettete adesso il cestello con i gamberi e fateli cuocere per 5 minuti.
6. Nel frattempo, sbucciate il melone, lavate la polpa e poi tagliatela.
7. Mettete la polpa nel bicchiere del mixer, aggiungete un po' di olio, sale e pepe e frullatela.
8. Mettete sul fondo dei piatti la salsa al melone, distribuite sopra i gamberetti, decorate con erba cipollina tritata e servite.

Insalata con avocado, gamberetti e lime

TEMPO DI PREPARAZIONE:20 minuti
TEMPO DI COTTURA:5 minuti

CALORIE: 290
MACRONUTRIENTI: CARBOIDRATI: 4 GR; PROTEINE:26 GR; GRASSI: 15 GR

INGREDIENTI PER 2 PERSONE
- 200 gr di gamberetti
- 1 avocado piccolo
- 2 foglie di salvia
- 2 lime
- 60 gr di insalatina mista
- Olio di oliva q.b.
- Sale e pepe q.b.

PREPARAZIONE
1. Sgusciate i gamberetti, togliete il filamento nero e poi lavateli e asciugateli.
2. Lavate e asciugate le foglie di salvia.
3. Mettete una pentola con un dell'acqua, sale e salvia a bollire.
4. Appena bolle mettete i gamberetti a cuocere per 5 minuti, poi metteteli a scolare.
5. Tagliate a metà l'avocado, togliete il nocciolo, lavatelo asciugatelo e tagliatelo a cubetti.
6. Lavate e asciugate i lime, grattugiate la scorza e poi filtrate il succo nella ciotola con l'avocado.
7. Lavate e asciugate l'insalatina e mettetela nella ciotola con l'avocado.
8. Aggiungete i gamberi, condite con sale e pepe e poi mescolate per amalgamare bene.
9. Aggiungete la scorza di lime grattugiato e servite.

Vellutata di broccoli e scampi
TEMPO DI PREPARAZIONE:30 minuti

TEMPO DI COTTURA:15 minuti

CALORIE: 295

MACRONUTRIENTI: CARBOIDRATI:11 GR; PROTEINE: 22 GR; GRASSI: 6 GR

INGREDIENTI PER 2 PERSONE

- 10 scampi
- 250 gr di broccolo romano
- 25 gr di pomodori secchi
- Uno spicchio d'aglio
- Olio di oliva q.b.
- Sale e pepe q.b.

PREPARAZIONE

1. Sbucciate l'aglio, lavatelo, tagliatelo a metà e mettetelo in una ciotola coperto di olio di oliva.
2. Togliete il gambo ai broccoli e tenete solo le cime. Lavatele sotto acqua corrente e poi cuocetele in acqua bollente salata per 15 minuti.
3. Nel frattempo, preparate gli scampi. Tagliateli a metà, e tenete solo le code. Lavate le code e asciugatele.
4. Riscaldate una griglia e grigliate le code di scampi per 5 minuti, condendole con un pizzico di sale e pepe.
5. Appena pronte mettetele da parte, tenendole comunque al caldo.
6. Quando le cime di broccoli saranno cotte, spegnete, regolate di sale e pepe e poi scolatele.
7. Mettete le cime in una ciotola con un po' di fondo di cottura e un filo di olio e con un mixer ad immersione, frullate fino a quando non otterrete una crema liscia e omogenea.
8. Scolate e asciugate i pomodorini secchi e poi tagliateli a pezzettini.

9. Mettete la vellutata di broccoli nei piatti da portata, aggiungete gli scampi e decorate con pezzettini di pomodori secchi.
10. Condite con un filo di olio che avete messo a marinare con l'aglio e servite.

Ricciola al vapore con verdure

TEMPO DI PREPARAZIONE:20 minuti

TEMPO DI COTTURA: 15 minuti

CALORIE: 302

MACRONUTRIENTI: CARBOIDRATI: 15 GR; PROTEINE: 26 GR; GRASSI:2 GR

INGREDIENTI PER 2 PERSONE

- 2 tranci di ricciola da 150 gr ciascuno
- 2 carote
- 2 zucchine
- 1 rametto di timo
- 4 foglie di basilico
- Un ciuffo di prezzemolo
- 20 gr di zenzero in polvere
- Un limone
- Sale e pepe q.b.
- Olio di oliva q.b.

PREPARAZIONE

1. Lavate e asciugate i tranci di ricciola.
2. Spuntate le zucchine e le carote, sbucciatele e poi lavatele e tagliatele a cubetti.
3. Lavate e asciugate timo, basilico e prezzemolo.
4. Lavate il limone e poi tagliatelo a rondelle.

5. Prendete la base della vaporiera e riempitela fino a metà con acqua.
6. Aggiungete le erbe aromatiche, il limone e lo zenzero e portate ad ebollizione.
7. Mettete nel cestello il pesce e le verdure, conditeli con sale e pepe e quando l'acqua giunge ad ebollizione, fate cuocere per 15 minuti.
8. Appena il pesce sarà cotto, mettetelo nei piatti da portata insieme alle verdure, condite con olio di oliva a crudo e servite.

Sogliola al pepe rosa e lime

TEMPO DI PREPARAZIONE:20minuti
TEMPO DI COTTURA: 12 minuti
CALORIE: 260
MACRONUTRIENTI: CARBOIDRATI: 2 GR; PROTEINE:29 GR; GRASSI: 1 GR

INGREDIENTI PER 2 PERSONE
- 1 sogliola di 500 gr già pulita
- 2 lime
- Olio di oliva q.b.
- Sale q.b.
- Un ciuffo di prezzemolo
- Pepe rosa in grani q.b.

PREPARAZIONE
1. Lavate e asciugate la sogliola e se sono ancora presenti pelle e lische, provvedete ad eliminarle.
2. Lavate e asciugate il prezzemolo e tritatelo.
3. Prendete una teglia e spennellatela con olio di oliva.
4. Lavate e asciugate i due lime, grattugiate la scorza e spremete la polpa filtrando il succo all'interno della teglia.

5. Mettete sale e olio di oliva e mescolate con un cucchiaio di legno.
6. Mettete adesso la sogliola, spolverizzate con il prezzemolo e con il pepe rosa e fate cuocere in forno per 12 minuti a 180°.
7. Appena la sogliola sarà cotta, tagliatela in due, mettetela nei piatti da portata e servite cosparsa con il fondo di cottura e la scorza dei lime grattugiata.

Carpaccio di branzino

TEMPO DI PREPARAZIONE:15minuti+60 minuti di riposo in freezer+ 30 minuti di marinatura

CALORIE: 190

MACRONUTRIENTI: CARBOIDRATI: 3 GR; PROTEINE: 25 GR; GRASSI:1 GR

INGREDIENTI PER 2 PERSONE

- Un filetto di branzino da 300 gr
- 1 limone
- 1 arancia
- Un ciuffo di prezzemolo
- Pepe verde in grani
- Olio di oliva q.b.
- Sale e pepe q.b.

PREPARAZIONE

1. Togliete la pelle e le lische al branzino. Lavate il filetto sotto acqua corrente
2. Fate abbattere in freezer per 60 minuti e poi tagliatelo a fettine sottili.
3. Lavate e asciugate il prezzemolo e poi tritatelo.
4. Mettete in una ciotola il succo filtrato del limone e dell'arancia.

5. Aggiungete olio, sale e pepe e il prezzemolo tritato e con un forchetta amalgamate bene.
6. Mettete i filetti di branzino in una pirofila e poi cospargeteli con l'emulsione e i grani di pepe verde.
7. Mettete in frigo a marinare per 30 minuti, poi toglietelo dal frigo, mettete nei piatti, cospargete con la marinatura e servite.

Capitolo 8 - Contorni

Insalata di pomodori, avocado e scalogno

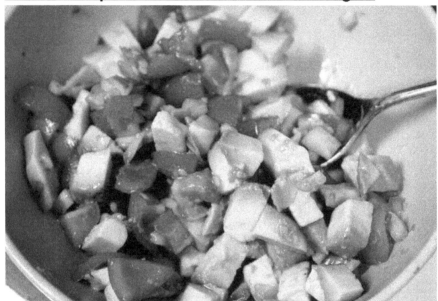

TEMPO DI PREPARAZIONE: 15 minuti

CALORIE: 365

MACRONUTRIENTI: CARBOIDRATI:12 GR; PROTEINE:14 GR; GRASSI:22 GR

INGREDIENTI PER 2 PERSONE

- 1 avocado maturo
- 1 scalogno
- 1 limone
- 2 pomodori maturi
- 1 peperoncino
- Un cucchiaio di granella di pistacchio

___

70

- Sale q.b.
- Olio di oliva q.b.

PREPARAZIONE

1. Lavate i pomodori e poi tagliateli a cubetti e metteteli nell'insalatiera.
2. Sbucciate lo scalogno, lavatelo e poi tagliatelo a fettine sottili e mettetelo nell'insalatiera con il pomodoro.
3. Sbucciate l'avocado, dividetelo a metà, togliete il nocciolo e poi lavatelo e asciugatelo. Tagliatelo a dadini.
4. Mettete anche l'avocado con il resto delle verdure e poi aggiungete il peperoncino tritato.
5. Condite con sale, olio di oliva e il succo filtrato del limone.
6. Mescolate e amalgamate bene gli ingredienti, poi mettete nei piatti da portata e cospargete il tutto con la granella di pistacchi.

Melanzane alla pizzaiola

TEMPO DI PREPARAZIONE:10 minuti

TEMPO DI COTTURA:25 minuti

CALORIE: 143

MACRONUTRIENTI: CARBOIDRATI:18 GR; PROTEINE: 10 GR; GRASSI:7 GR

INGREDIENTI PER 2 PERSONE

- Una melanzana di piccole dimensioni
- Mezza mozzarella
- 50 gr di passata di pomodoro
- Sale e pepe q.b.
- Olio di oliva q.b.
- Origano essiccato q.b.
- Qualche foglia di basilico per decorare

PREPARAZIONE

1. Lavate la melanzana, poi tagliatela a fettine e mettetela a scolare in uno scolapasta cosparsa di sale.
2. Prendete una teglia e spennellatela con olio di oliva.
3. Mettete le fette di melanzana all'interno, conditele con un filo di olio e pepe.
4. Fate cuocere le fette di melanzana in forno a 200° per 20 minuti.
5. Passati i 20 minuti, togliete la teglia dal forno e mettetela su un piano.
6. Cospargete la superficie delle melanzane con la passata di pomodoro e poi mettete una fettina sottile di mozzarella su ogni fetta.
7. Cospargete con l'origano e rimettete in forno a cuocere per altri 5 minuti.
8. Appena sarà terminata la cottura, toglietele dal forno, mettetele nei piatti da portata e servite decorate con le foglie di basilico.

Zucchine e melanzane e peperoni con semi di sesamo

TEMPO DI PREPARAZIONE: 20 minuti
TEMPO DI COTTURA:20-25 minuti
CALORIE: 173
MACRONUTRIENTI: CARBOIDRATI:11 GR; PROTEINE:5 GR; GRASSI:9 GR

INGREDIENTI PER 2 PERSONE

- 3 piccole zucchine
- 1 melanzane di piccole dimensioni
- 1 peperone giallo
- 1 peperoncino
- 100 ml di brodo vegetale
- Semi di sesamo q.b.

- Olio di oliva q.b.
- Sale e pepe q.b.

PREPARAZIONE

1. Spuntate le zucchine, lavatele e poi tagliatele a rondelle.
2. Lavate e asciugate la melanzana e poi tagliatela a cubetti.
3. Togliete semi, torsolo e filamenti bianchi al peperone, poi lavatelo, asciugatelo e tagliatelo a cubetti.
4. Prendete una teglia e spennellatela con olio di oliva.
5. Mettete all'interno le verdure, conditele con olio sale e pepe e mescolate con un cucchiaio di legno per insaporire bene.
6. Cospargete con il brodo vegetale e poi fate cuocere a 180° per 20 minuti.
7. Controllate la cottura e se non sono ancora ben cotte proseguite per altri 5 minuti.
8. Appena cotte, sfornate le verdure, mettetele nei piatti, aggiungete un po' di fondo di cottura e cospargetele con i semi di sesamo.

Zucchine ripiene di tonno

TEMPO DI PREPARAZIONE:20 minuti
TEMPO DI COTTURA:30 minuti
CALORIE: 130
MACRONUTRIENTI: CARBOIDRATI: 6 GR; PROTEINE:14 GR; GRASSI: 1GR

INGREDIENTI PER 2 PERSONE

- 2 zucchine
- 100 gr di tonno in scatola
- Un ciuffo di prezzemolo
- 2 pomodori
- Uno spicchio d'aglio

- Olio di oliva q.b.
- Sale e pepe q.b.

PREPARAZIONE
1. Lavate e asciugate i pomodori e poi tagliateli a cubetti.
2. Spuntate le zucchine, tagliatele a metà, lavatele e poi prelevate la polpa interna.
3. Sbucciate e lavate l'aglio.
4. Lavate e asciugate il prezzemolo.
5. Mettete nel bicchiere del mixer l'aglio e il prezzemolo e poi frullate.
6. Aggiungete adesso la polpa della zucchina, un po' di olio, sale e pepe e il tonno sgocciolato.
7. Frullate ancora fino a quando non otterrete un composto liscio e omogeneo.
8. Prendete una teglia e spennellatela con olio di oliva. Mettete all'interno le barchetta di zucchine.
9. Riempite le zucchine con il composto al tonno e poi cospargetele con i cubetti di pomodoro.
10. Fate cuocere le zucchine in forno a 180° per 30 minuti.
11. Appena cotte, sfornatele, mettetele nei piatti da portata e servite.

Misto di verdure a vapore

TEMPO DI PREPARAZIONE:15 minuti
TEMPO DI COTTURA:25/30 minuti
CALORIE: 160
MACRONUTRIENTI: CARBOIDRATI: 19 GR; PROTEINE: 11 GR; GRASSI: 2 GR

INGREDIENTI PER 2 PERSONE
- 4 carote baby

- 100 gr di pisellini
- 100 gr di fagiolini verdi
- 1 finocchio
- 1 limone
- 100 gr di yogurt magro
- Un ciuffo di prezzemolo
- 1 rametto di rosmarino
- 4 foglie di basilico
- Erba cipollina q.b.
- Sale e pepe q.b.
- Olio di oliva q.b.

PREPARAZIONE

1. Lavate e asciugate le carotine.
2. Sgranate i pisellini, poi lavateli e lasciateli scolare.
3. Spuntate i fagiolini e poi lavateli.
4. Togliete le foglie esterne del finocchio poi lavatelo e tagliatelo a fettine.
5. Lavate e asciugate il rosmarino.
6. Mettete dell'acqua nella vaporiere con sale e pepe e il rametto di rosmarino e portate a bollore.
7. Mettete a cuocere nel cestello prima i pisellini per 5 minuti.
8. Toglieteli e metteteli in una ciotola.
9. Adesso mettete nel cestello i fagiolini le carote e il finocchio e fate cuocere per 20 minuti.
10. Appena saranno pronte le verdure mettetele nella ciotola con i pisellini.
11. Mescolate delicatamente le verdure.
12. Preparate adesso la salsa allo yogurt. Spremete il limone e filtratene il succo in una ciotola.
13. Lavate e asciugate il prezzemolo e il basilico e metteteli nella ciotola con il succo di limone.

14. Aggiungete lo yogurt sale e pepe e un goccio di olio e poi con una forchetta mescolate e amalgamate bene.
15. Versate la salsina sulle verdure e mescolate. Decorate con l'erba cipollina tritata e servite.

Capitolo 9 - Piatti vegetariani

Verdure stufate al tè verde

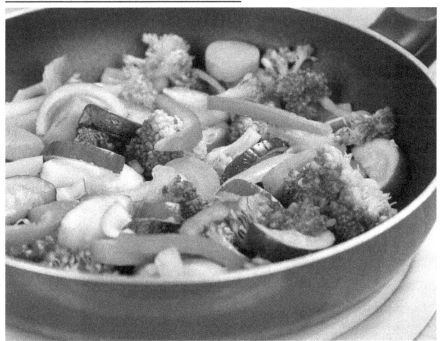

TEMPO DI PREPARAZIONE:25 minuti

TEMPO DI COTTURA:25 minuti

CALORIE: 290

MACRONUTRIENTI: CARBOIDRATI: 32 GR; PROTEINE:9 GR;
GRASSI: 2 GR

INGREDIENTI PER 2 PERSONE

- 1 melanzana di piccole dimensioni
- 200 gr di polpa di zucca
- 70 gr di lenticchie lessate

- 4 cipollotti
- 100 gr di spinaci
- 1 cucchiaino di tè verde
- Olio di oliva q.b.
- Sale e pepe q.b.

PREPARAZIONE

1. Mettete in una teiera a bollire dell'acqua e poi tenete in infusione il tè verde per 15 minuti.
2. Nel frattempo, lavate la melanzana e poi tagliatela a fettine non troppo spesse.
3. Prendete una griglia e quando sarà rovente, fate grigliare la melanzana aggiungendo un pizzico di sale.
4. Appena cotte, spegnete e tenete la melanzana da parte.
5. Lavate i cipollotti, togliete le foglie più dure e poi tagliateli a metà.
6. Lavate e asciugate la polpa di zucca e poi tagliatela a cubetti.
7. Lavate e asciugate gli spinaci.
8. Scolate le lenticchie dal liquido di conservazione e poi sciacquatele sotto acqua corrente.
9. Scaldate in un tegame un filo di olio e poi unite la zucca e i cipollotti. Fate saltare per 1 minuto e poi bagnate le verdure con il tè.
10. Fate cuocere a fuoco medio per 10 minuti e poi aggiungete le lenticchie.
11. Lasciate evaporare il tè e infine aggiungete gli spinaci.
12. Mescolate bene, regolate di sale e pepe e fate cuocere per altri 2 minuti.
13. Mettete in due piatti da portata le melanzane grigliate e conditele con un filo di olio.
14. Mettete sopra le verdure stufate, cospargete il tutto con il fondo di cottura e servite.

Porri con aceto di mele

TEMPO DI PREPARAZIONE:15 minuti

TEMPO DI COTTURA:15-20 minuti

CALORIE: 50

MACRONUTRIENTI: CARBOIDRATI:6 GR; PROTEINE: 1 GR; GRASSI:1 GR

INGREDIENTI PER 2 PERSONE

- 2 porri
- 100 ml di aceto di mele
- Olio di oliva q.b.
- Sale e pepe q.b.

PREPARAZIONE

1. Eliminate dai porri la radichetta e la parte finale più dura. Togliete anche le foglie esterne più dure, poi lavateli, asciugateli e tagliateli a rondelle non troppo sottili.
2. Spennellate una teglia con olio di oliva e disponete all'interno i porri.
3. Conditeli con un filo di olio, sale e pepe e bagnateli con l'aceto di mele.
4. Fate cuocere a 180° per 15 minuti.
5. Passati i 15 minuti controllate la cottura. I porri non devono essere troppo morbidi e devono rimanere leggermente croccanti all'esterno. Se sono ancora troppo duri continuate la cottura altrimenti sfornateli.
6. Appena saranno cotti, quindi, sfornateli, lasciateli riposare un paio di minuti e poi metteteli nei piatti da portata cosparsi con il fondo di cottura.

Cavolfiore in salsa piccante

TEMPO DI PREPARAZIONE:30minuti

TEMPO DI COTTURA:25 minuti

CALORIE: 130

MACRONUTRIENTI: CARBOIDRATI: 11 GR; PROTEINE:7 GR; GRASSI:5 GR

INGREDIENTI PER 2 PERSONE

- 1 cavolfiore bianco di piccole dimensioni
- 1 peperone rosso
- 100 ml di brodo vegetale
- 2 rametti di timo
- 1 rametto di rosmarino
- 2 tuorli
- Un peperoncino
- Sale e pepe q.b.
- Olio di oliva q.b.

PREPARAZIONE

1. Togliete il gambo al cavolfiore, poi lavatelo accuratamente sotto acqua corrente.
2. Mettete il cavolfiore nel cestello della vaporiera e conditelo con sale e pepe.
3. Lavate e asciugate timo e rosmarino.
4. Mettete l'acqua alla base della vaporiera e aggiungete timo e rosmarino.
5. Portate l'acqua a bollore, poi aggiungete il cestello, mettete il coperchio e fate cuocere per 25 minuti.
6. Nel frattempo, preparate la salsa piccante.
7. Togliete il torsolo, i filamenti bianchi e i semi al peperone, lavatelo e poi tagliatelo a falde.
8. Portate ad ebollizione il brodo vegetale e poi fate cuocere il peperone per 15 minuti, regolando di sale e pepe.
9. Spegnete e aggiungete il peperoncino tritato.
10. Prendete un frullatore ad immersione e frullate il tutto.

11. In una ciotola sbattete i tuorli e poi incorporateli al sugo di peperoni.
12. Rimettete sul fuoco e mescolando di continuo con una frusta manuale fate cuocere fino a quando non avrete una consistenza liscia e omogenea.
13. Appena sarà cotto, togliete il cavolfiore dalla vaporiera, tagliatelo a pezzi, mettetelo nei piatti da portata e servitelo cosparso con la salsa piccante.

Carciofi aromatizzati con arancia e limone

TEMPO DI PREPARAZIONE:20 minuti
TEMPO DI COTTURA: 35 minuti
CALORIE: 180
MACRONUTRIENTI: CARBOIDRATI: 14 GR; PROTEINE: 9 GR; GRASSI:6 GR

INGREDIENTI PER 2 PERSONE

- 4 carciofi
- 1 arancia
- 1 limone
- 1 spicchio d'aglio
- Sale e pepe q.b.
- Olio di oliva q.b.

PREPARAZIONE

1. Togliete il gambo e le foglie esterne più dure ai carciofi. Eliminate anche la parte finale delle foglie ed eliminate il fieno interno con uno scavino.
2. Mettete adesso i carciofi in una ciotola piena di acqua e succo di limone.
3. Portate a bollore dell'acqua con sale e mettete a lessate i carciofi per 25 minuti.
4. Scolate i carciofi e lasciateli intiepidire.

5. Lavate e asciugate l'arancia e il limone.
6. Prelevate la scorza e filtrate i succo degli agrumi e poi metteteli in un pentolino.
7. Portate a bollore, poi filtrate il succo in una ciotola.
8. Sbucciate l'aglio e tagliatelo a lamelle e mettetelo assieme ad olio, sale e pepe nella ciotola con il succo degli agrumi.
9. Mescolate e amalgamate bene il tutto e poi versate i carciofi all'interno della ciotola.
10. Prendete adesso due piatti, dividete i carciofi in ogni piatto e irrorateli con l'emulsione e servite.

Zucca arrosto aromatizzata

TEMPO DI PREPARAZIONE:10 minuti
TEMPO DI COTTURA: 30 minuti
CALORIE: 80
MACRONUTRIENTI: CARBOIDRATI: 9 GR; PROTEINE: 2 GR; GRASSI:1 GR

INGREDIENTI PER 2 PERSONE

- 400 gr di polpa di zucca
- 2 foglie di salvia
- 1 cucchiaino di timo essiccato
- 1 cucchiaino di rosmarino essiccato
- 1 cucchiaino di paprika dolce
- Olio di oliva q.b.
- Sale e pepe q.b.

PREPARAZIONE

1. Lavate e asciugate la polpa di zucca e poi tagliatela a fettine.
2. Spennellate una teglia con olio di oliva e adagiate all'interno le fette di zucca.

3. Conditele con olio sale e pepe, poi spolverizzate le erbe aromatiche e le paprika.
4. Mettete la teglia in forno e fate cuocere a 200° per 40 minuti.
5. Controllate la cottura con uno stuzzicadenti e se ancora la zucca non risulti essere morbida proseguite per altri 5 minuti.
6. Appena sarà cotta, sfornatela, mettetela nei piatti da portata, condite con un filo di olio di oliva e servite.

Capitolo 10 - Desserts

Pere al tè con salsa allo yogurt

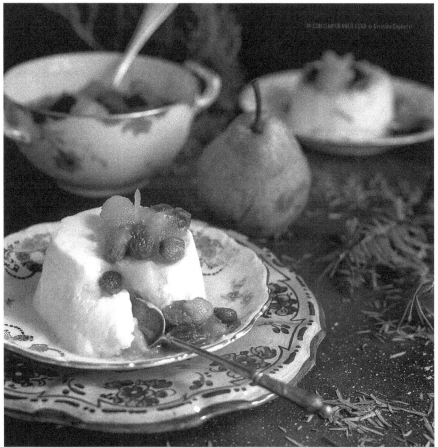

TEMPO DI PREPARAZIONE:20minuti

TEMPO DI COTTURA:40 minuti

CALORIE: 140

MACRONUTRIENTI: CARBOIDRATI: 21 GR; PROTEINE: 6 GR;
GRASSI:4 GR

INGREDIENTI PER 2 PERSONE

- 2 pere di grosse dimensioni
- 2 bustine di tè alla vaniglia
- Uno yogurt greco
- Un cucchiaino di cannella in polvere

PREPARAZIONE

1. Sbucciate le pere, lavatele asciugatele e lasciatele intere.
2. Mettete nella base della vaporiere 300 ml di acqua e le bustine di tè alla vaniglia.
3. Portate l'acqua ad ebollizione.
4. Mettete le pere nel cestello della vaporiera e quando l'acqua inizierà a bollire, mettete le pere a cuocere per 20 minuti.
5. Passato il tempo di cottura, togliete il cestello e lasciate le pere intiepidirsi.
6. Nel frattempo, mettete in una ciotola lo yogurt e la cannella e con una forchetta mescolate e amalgamate bene.
7. Mettete la salsa allo yogurt in fondo al piatto da portata e mettete sopra la pera e servite.

Frutti tropicali allo zenzero

TEMPO DI PREPARAZIONE:25minuti

TEMPO DI COTTURA:10 minuti

CALORIE: 105

MACRONUTRIENTI: CARBOIDRATI: 19 GR; PROTEINE: 1 GR; GRASSI: 1 GR

INGREDIENTI PER 2 PERSONE

- 1 papaia di piccole dimensioni
- 1 mango
- 1 lime

- Mezza melagrana
- 1 arancia
- 20 gr di zenzero grattugiato
- 2 cucchiaini di stevia

PREPARAZIONE
1. Spremete l'arancia e filtratene il succo in una ciotola.
2. Spremete il limone e filtrate il succo nella stessa ciotola con l'arancia.
3. Aggiungete la stevia e lo zenzero grattugiato e mescolate bene.
4. Mettete il composto in un pentolino, aggiungete un bicchiere d'acqua e fatelo ridurre per circa 30 minuti, mescolando di continuo.
5. Appena assumerà l'aspetto di uno sciroppo spegnete e lasciatelo raffreddare.
6. Sbucciate il mango, lavatelo, asciugatelo e poi tagliatelo a cubetti.
7. Tagliate a metà la papaya, eliminate i semi, sbucciatela, lavatela e poi tagliatela a cubetti.
8. Sgranate la melagrana e raccogliete i chicchi.
9. Mettete i frutti divisi equamente in due coppette, cospargeteli con lo sciroppo e servite.

Ghiaccioli fragole e limone
TEMPO DI PREPARAZIONE: 10 minuti
CALORIE: 38
MACRONUTRIENTI: CARBOIDRATI: 3 GR; PROTEINE: 1 GR; GRASSI:1 GR

INGREDIENTI PER 2 PERSONE
- 40 ml di latte di mandorla non zuccherato
- 1 limone
- 6 fragole
- 2 cucchiaini di stevia in polvere

PREPARAZIONE

1. Lavate e asciugate le fragole e poi tagliatele a metà.
2. Lavate e asciugate il limone, grattugiate la scorza e filtrate il succo all'interno del bicchiere di un frullatore.
3. Aggiungete anche il latte di mandorle, le fragole, la stevia e la scorza.
4. Frullate tutto alla massima velocità fino a quando non otterrete un composto liscio e omogeneo.
5. Prendete le formine per ghiaccioli e trasferite il composto all'interno.
6. Mettete in freezer e fate riposare per 4 ore.
7. Passate le 4 ore potete prendere i ghiaccioli e servirli.

Macedonia di agrumi

TEMPO DI PREPARAZIONE:20 minuti

CALORIE: 40

MACRONUTRIENTI: CARBOIDRATI: 14 GR; PROTEINE: 0 GR; GRASSI: 0GR

INGREDIENTI PER 2 PERSONE

- 2 arance
- 1 pompelmo
- 1 lime
- 1 limone
- 1 cucchiaino di stevia
- 20 gr di zenzero grattugiato fresco

PREPARAZIONE

1. Lavate e asciugate tutti gli agrumi, prelevate da tutti gli agrumi la scorza e dividete la polpa in spicchi.
2. Mettete un pentolino con 50 ml di acqua, lo zenzero la stevia e le scorze degli agrumi.

3. Portate ad ebollizione e poi fate restringere fino a quando non otterrete una sorta di sciroppo.
4. Spegnete, filtrate lo sciroppo e tenete da parte.
5. Mettete gli spicchi degli agrumi divisi in due ciotole per macedonia, cospargetele con lo sciroppo e mettetele a riposare in frigo fino al momento di servirle.

Capitolo 11 - Smoothies

Smoothie di fragole, kiwi e pesche

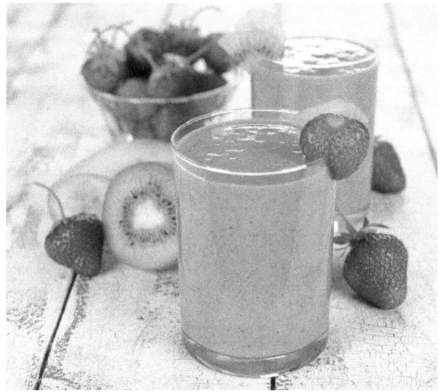

TEMPO DI PREPARAZIONE:10 minuti

CALORIE: 152

MACRONUTRIENTI: CARBOIDRATI: 15 GR; PROTEINE: 5 GR; GRASSI:2 GR

INGREDIENTI PER 2 PERSONE

- 2 pesche
- 200 gr di fragole

- 2 kiwi
- 100 gr di yogurt greco
- 6 cubetti di ghiaccio
- farina di cocco per decorare

PREPARAZIONE

1. Sbucciate le pesche, tagliatele a metà, togliete il nocciolo e poi lavatele e asciugatele.
2. Sbucciate i kiwi, togliete la parte centrale bianca, lavateli, asciugateli e poi tagliateli a pezzi.
3. Lavate e asciugate le fragole, poi tagliatele a metà.
4. Mettete la frutta all'interno del bicchiere del mixer, aggiungete lo yogurt e i cubetti di ghiaccio e azionate il mixer.
5. Frullate il tutto ad alta velocità fino a quando non avrete ottenuto un composto denso e omogeneo.
6. Mettete lo smoothie nei bicchieri, decorate con cannucce colorate e con la farina di cocco e poi servite.

Smoothie melone e pesche

TEMPO DI PREPARAZIONE: 10 minuti

CALORIE: 71

MACRONUTRIENTI: CARBOIDRATI: 12 GR; PROTEINE:3 GR; GRASSI:2 GR

INGREDIENTI PER 2 PERSONE

- 200 gr di polpa di melone
- un lime
- 2 pesche
- 100 gr di yogurt greco
- un cucchiaino di estratto di vaniglia
- 6 cubetti di ghiaccio
- granella di nocciole per decorare

PREPARAZIONE

1. Lavate e asciugate la polpa di melone e poi tagliatela a pezzi.
2. Sbucciate le pesche, tagliatele a metà, togliete il nocciolo e poi lavatele e asciugatele.
3. Mettete le pesche e la polpa di melone nel bicchiere del frullatore.
4. Aggiungete il succo filtrato del lime, lo yogurt, la vaniglia e il ghiaccio.
5. Azionate il frullatore e frullate il tutto ad alta velocità, fino a quando non otterrete un composto liscio e omogeneo.
6. Versate lo smoothie nei bicchieri, decorate con cannucce e la granella di nocciole e servite.

Smoothie mele e pere

TEMPO DI PREPARAZIONE:10 minuti

CALORIE: 112

MACRONUTRIENTI: CARBOIDRATI: 17 GR; PROTEINE:2GR; GRASSI:2 GR

INGREDIENTI PER 2 PERSONE

- 2 mele rosse di origine biologica
- 2 pere abate
- 100 gr di yogurt greco
- 6 cubetti di ghiaccio
- Un cucchiaino di cannella in polvere
- Due anici stellati per decorare

PREPARAZIONE

1. Sbucciate le mele e le pere, togliete il torsolo e i semi, lavatele, asciugatele e poi tagliatele a pezzi.

2. Mettete i pezzi di frutta nel bicchiere del mixer, aggiungete il ghiaccio, la cannella e lo yogurt, azionate il mixer e frullate il tutto ad alta velocità.
3. Frullate fino a quando non otterrete un composto denso e omogeneo.
4. Mettete gli smoothie nei bicchieri, decorate con l'anice stellato, mettete le cannucce e servite.

Smoothie avocado sedano

TEMPO DI PREPARAZIONE:10 minuti
CALORIE: 190
MACRONUTRIENTI: CARBOIDRATI: 11 GR; PROTEINE:7 GR; GRASSI:14 GR

INGREDIENTI PER 2 PERSONE
- 3 gambi di sedano
- 1 avocado
- 1 lime
- 6 cubetti di ghiaccio
- 100 gr di yogurt greco
- foglie di menta per decorare

PREPARAZIONE
1. Togliete la parte finale del sedano e i filamenti bianchi, poi lavatelo e asciugatelo.
2. Sbucciate l'avocado, togliete il nocciolo, lavatelo, asciugatelo e tagliatelo a pezzi.
3. Mettete il sedano e l'avocado nel bicchiere del frullatore.
4. Aggiungete il succo di lime filtrato, lo yogurt e il ghiaccio e azionate il frullatore.
5. Frullate il tutto ad alta velocità fino a quando non otterrete un composto liscio e omogeneo.

6. Versate lo smoothie nei bicchieri, mettete le cannucce, decorate con foglie di menta e servite.

Smoothie pompelmo e cetriolo

TEMPO DI PREPARAZIONE:10 minuti

CALORIE: 160

MACRONUTRIENTI: CARBOIDRATI: 11 GR; PROTEINE:5 GR; GRASSI:6 GR

INGREDIENTI PER 2 PERSONE

- 1 pompelmo
- 1 cetriolo
- 100 gr di yogurt greco
- 6 cubetti di ghiaccio
- 4 foglie di menta
- Granella di pistacchi per decorare

PREPARAZIONE

1. Sbucciate il cetriolo, lavatelo, asciugatelo e tagliatelo a pezzetti.
2. Lavate e asciugate le foglie di menta.
3. Mettete nel bicchiere del mixer il cetriolo e le foglie di menta.
4. Unite il succo di pompelmo filtrato.
5. Aggiungete lo yogurt e i cubetti di ghiaccio e azionate il mixer.
6. Frullate il tutto ad alta velocità fino a quando non otterrete un composto liscio e omogeneo.
7. Mettete lo smoothie nei bicchieri, aggiungete le cannucce, decorate con la granella di pistacchi e servite.

Smoothie carote e spinaci

TEMPO DI PREPARAZIONE:20 minuti

CALORIE:90

MACRONUTRIENTI: CARBOIDRATI: 9 GR; PROTEINE:5 GR;

GRASSI: 1 GR

INGREDIENTI PER 2 PERSONE

- una carota
- 100 gr di spinaci anche surgelati
- 100 ml di succo di arancia senza zucchero
- 6 cubetti di ghiaccio
- scorza di arancia grattugiata per decorare

PREPARAZIONE

1. Portate a bollore una pentola con acqua e sbollentate gli spinaci per 10 minuti.
2. Scolateli, strizzateli e poi metteteli nel bicchiere del mixer.
3. Spuntate la carota, sbucciatela, lavatela e poi tagliatela a pezzettini.
4. Mettete la carota nel mixer, aggiungete il ghiaccio e il succo di arancia e azionate il mixer.
5. Frullate ad alta velocità fino a quando non otterrete un composto denso e omogeneo.
6. Mettete lo smoothie nei bicchieri, mettete le cannucce, decorate con la scorza di arancia grattugiata e servite.

PARTE 4: FAQ

Capitolo 12 - 15 FAQ sulla dieta risveglia metabolismo

In quest'ultimo capitolo ci occuperemo di rispondere ad una serie di domande e dubbi che vengono spesso posti di fronte alla dieta risveglia metabolismo.

Cercheremo di chiarire i maggiori dubbi che potrebbero affliggervi durante questo percorso, per aiutarvi ancora di più nella riuscita di questo percorso alimentare.

Vediamo insieme quali sono i maggiori dubbi riguardanti la dieta risveglia metabolismo, con le risposte al seguito:

1) Mangiare velocemente rallenta il metabolismo?

Come avevamo consigliato nell'approccio a questa dieta, mangiare lentamente potrebbe essere di aiuto per accelerare il metabolismo. Quindi, la risposta è affermativa. Vi ribadiamo che la prima digestione avviene proprio mentre si mastica.

Se si mangia troppo velocemente, dunque, e gli alimenti non vengono masticati correttamente, le difficoltà digestive aumentano e si ingoia aria che causa gonfiore all'addome. Vi ribadiamo anche di fare circa 40 masticazioni a boccone, di non riempire più di 1/3 i rebbi della forchetta e di consumare i pasti in non meno di 20 minuti. Passato questo tempo arriverà il senso di sazietà al vostro cervello, pertanto, sarete portati anche a mangiare meno.

2) Cosa significa risvegliare il metabolismo?

Con risvegliare il metabolismo, intendiamo un processo nel quale si cerca di nutrire ed idratare il corpo affinché si abbia una sorta di re-settaggio di esso. Quindi il primo passo da fare è disintossicare il corpo da anni di eccessi. Seguire le linee guida di questo libro, le ricette e i piani alimentari vi aiuterà a risvegliare il metabolismo. Ma, mangiare correttamente e bere abbastanza potrebbe essere non sufficiente. Anche con l'attività fisica riattiverete il processo metabolico.

Perciò, come vi avevamo consigliato nei capitoli precedenti, fare attività di cardio e aumento della massa magra, risveglierà ancora di più il vostro metabolismo.

3) Da cosa dipende il metabolismo veloce o lento?

Il metabolismo veloce e lento dipende da tanti fattori come l'età (più si è avanti con l'età minore sarà la velocità del metabolismo), l'utilizzo dei farmaci, la comparsa di patologie metaboliche, il tipo di alimentazione e il quantitativo di attività fisica. Per quanto riguarda l'ultima, abbiamo visto che una persona che fa attività fisica, e che quindi ha un dispendio maggiore di energia, ha più possibilità di avere un metabolismo effettivamente più veloce.

Inoltre, con l'attività fisica si ottiene un conseguente aumento di massa magra.

L'aumento della massa magra richiede in automatico un dispendio calorico maggiore.

4) In quanto tempo il metabolismo rallenta o aumenta?

È noto che l'età influenza il metabolismo: ogni 10 anni, a partire dai 20 anni fino ai 70, il tasso del metabolismo basale rallenta dell'1-2%. Questo calo è attribuito alla diminuzione della massa muscolare che fisiologicamente decresce con gli anni, soprattutto negli individui sedentari.

Abbiamo visto però, che anche in età adulta si può aumentare il metabolismo: i parametri incrementabili mantengono la loro validità ad ogni età e la loro efficacia sia nelle donne che negli uomini.

Se si inizia, un passo alla volta, a cambiare le abitudini e diventare più attivo sicuramente si noterà un vantaggio metabolico.

Seguendo un regime alimentare risveglia metabolismo, con annessa attività fisica, nel giro di un mese si potrebbe notare un aumento del metabolismo.

5) Perché lo zenzero accelera il metabolismo?

Quando abbiamo parlato di alimenti termo genici, e cioè di quegli alimenti che una volta ingeriti, richiedono un consumo di energia maggiore da parte del corpo, abbiamo citato anche lo zenzero.

Si ritiene che esso sia un alimento che accelera il metabolismo proprio perché svolge questa funzione termo genica. Attenzione: non si deve incorrere nell'errore di pensare che lo zenzero faccia effettivamente dimagrire, ma che aiuti il metabolismo ad avere una marcia in più grazie al dispendio calorico che questo alimento richiede per migliorare la motilità intestinale. Inoltre, ha proprietà antinfiammatorie, analgesiche, calmanti che sono sicuramente di aiuto per il nostro organismo.

6) Cos'è la sindrome metabolica?

Nei Paesi sviluppati, la sindrome metabolica è un problema abbastanza serio. Si tratta, in sostanza, dell'insieme di diversi problemi di salute che possono manifestarsi di volta in volta o in sequenza in una stessa persona. Questi problemi di salute possono costituire un fattore di rischio per lo sviluppo del diabete di tipo 2 e di una patologia cardiaca.

Le condizioni della sindrome metabolica che possono influire sono:

- ipertensione
- Alti livelli di trigliceridi nel sangue
- Alti livelli di glucosio nel sangue
- Bassi livelli di HDL nel sangue
- Eccesso di grasso intorno alla vita.
- Resistenza all'insulina

Una patologia di questo tipo potrebbe anche compromettere il metabolismo stesso, facendo in modo che una persona metta peso molto facilmente.

7) Come individuare le malattie metaboliche?

La visita per le malattie metaboliche è un inquadramento utile per individuare possibili patologie che riguardano il metabolismo dei nutrienti, normalmente contenuti negli alimenti.

Le cosiddette malattie metaboliche possono essere:

- Malattie del metabolismo dei lipidi (grassi), quali ipercolesterolemie e ipertrigliceridemia.
- Malattie del metabolismo degli acidi urici (la gotta).
- Malattie del metabolismo degli zuccheri (carboidrati), come iperglicemie, diabete e insulino resistenza.
- Le malattie metaboliche comprendono anche le malattie inerenti agli eccessi alimentari (obesità e sovrappeso).

Il diabete e le altre malattie metaboliche spesso non presentano sintomi nella prima fase e per questo un controllo medico e le analisi cliniche sono il miglior modo per prevenire ulteriori complicanze.

8) La dieta risveglia metabolismo è adatta a tutti?

Certamente. Perché questa dieta è una disciplina alimentare che è stata studiata appositamente per tutti. Non trattandosi di un regime super restrittivo che non prevede sacrifici o limitazioni di macronutrienti, può essere tranquillamente seguita da chiunque.

Inoltre, trattandosi di un regime che rispetta le condizioni del nostro organismo, ci porterà a mano a mano che la seguiremo ad aggiustare la composizione corporea. Di conseguenza, ci sentiremo meglio e saremo in grado noi stessi di essere perfettamente educati nel nutrirci.

9) Come si calcola il metabolismo basale?

Il metabolismo basale viene calcolato in Kilocalorie. Può essere misurato calcolando il calore generato come effetto di reazioni biochimiche che avvengono all'interno dell'organismo attraverso la calorimetria.

Per conoscere i valori del proprio metabolismo basale bisogna effettuare i calcoli la mattina a digiuno, in un ambiente a temperatura confortevole e in condizioni di assoluto riposo.

Il calcolo si effettua mediante un calorimetro che va a misurare quanto ossigeno viene impiegato in funzione delle kilocalorie di cibo assunto e metabolizzato.

Questo se si vuole, ovviamente il calcolo preciso.

Esistono delle formule che aiutano nel calcolo, ma forniscono risultati approssimativi.

Queste formule sono conosciute come "formule Harris & Benedict"

Tramite queste formule potrete calcolare, in questo modo, il vostro metabolismo basale:

- **uomo**: 66,5 + (13,75 x kg) + (5,003 x cm) – (6,775 x anni)
- **donna**: 65,1 + (9,563 x kg) + (1,850 x cm) – (4,676 x anni)

10) Il digiuno intermittente diminuisce il tuo metabolismo?

Come avevamo detto precedentemente, bisogna evitare di digiunare e saltare i pasti per risvegliare il metabolismo. Quindi, la risposta è affermativa. Questo perché il nostro organismo per bruciare energia deve essere nutrito, di cibi adeguati al momento giusto, in modo da poter comunicare al cervello che l'eccesso può essere bruciato in quanto vi sono adeguate riserve energetiche; se, invece, mangiamo poco o digiuniamo, il corpo tende a conservare tutto ciò che è riserva energetica per cui non ci fa dimagrire, anzi altera i parametri base del nostro metabolismo. Le diete di restrizione, come i digiuni intermittenti, quindi, non proteggono il nostro organismo, anzi rallentano il metabolismo, infatti, a lungo andare i primi effetti che si verificano sono l'amenorrea (totale scomparsa del ciclo) ed il rallentamento della funzionalità tiroidea.

11) Come faccio a tenere il metabolismo attivo e a seguire questa dieta quando sono in viaggio?

Viaggiare può essere stressante e rendere difficile l'accesso a cibi buoni sani e genuini.

Può essere davvero complicato seguire questa dieta o fare sport. Perciò diventa difficile anche tenere il metabolismo attivo. In questo caso, esistono delle soluzioni. Per quando riguarda l'alimentazione, cercate di fare comunque una spesa salutare al supermercato, dove potrete trovare frutta fresca, proteine pure (come, per esempio, bresaola o cubetti di grana padano) e grassi sani come frutta secca. Bere molto in viaggio è fondamentale per sentirsi bene, specialmente in aereo. Quindi cercate sempre di idratarvi. Per quanto riguarda l'attività fisica, appena avete la possibilità, provate a fare almeno una passeggiata.

12) Fare questa dieta costa molto?

Questo è un dubbio piuttosto frequente. Purtroppo, è risaputo che mangiare sano è solitamente molto più dispendioso che mangiare cibi scadenti e dannosi per il metabolismo.

Il consiglio che vi possiamo dare è cercare le migliori offerte nei supermercati, o acquistare frutta e verdura nei mercati rionali.

Sarebbe ancora più economico e sicuro che predisponeste, se avete ovviamente spazio e possibilità, di un proprio orto. In questo modo non solo risparmierete ma sarete sicuri di quello che mangiate.

13) Come si può migliorare il metabolismo dei lipidi?

Il modo migliore per aumentare il metabolismo dei grassi, oltre ad un regime alimentare di questo tipo è aumentare l'attività fisica. Questo perché, più l'attività fisica è intensa e più c'è disponibilità di carboidrati più l'organismo tende ad utilizzare il glucosio e il glicogeno come fonte di energia.

Al contrario, quando si fa attività fisica più blanda o a riposo vengono preferiti i grassi.

Questo in pratica significa che il corpo non ragiona a compartimenti stagni e consuma o solo lipidi o solo esclusivamente glucosio: sfrutta una miscela dei due, in cui una frazione o l'altra è preponderante a seconda della condizione.

Perciò con deficit calorico e attività fisica andrete ad intaccare le riserve lipidiche del vostro corpo.

14) Quando è meglio iniziare questa dieta?

Questa dieta può essere iniziata in qualsiasi momento. Non esiste un momento preciso, ma prima inizierete ad alimentarvi in maniera sana, prima otterrete dei benefici concreti.

15) Esistono integratori che possono aumentare il metabolismo?

L'unico integratore naturale che accelera il metabolismo è rappresentato dai cibi termo genici (vedere capitolo 5). Ma non bastano solo quelli. Questi cibi, così come abbiamo spiegato per lo zenzero sopra, aiutano ad attivare il metabolismo, ma non sono solo loro a permettere il dimagrimento vero e proprio. Detto questo, non esistono quindi integratori naturali in grado di velocizzare il processo di dimagrimento, in quanto al massimo, prendendo come esempio la caffeina, essa ha un effetto blando sull'alimentazione stessa.

Ancora peggio se si parla di integratori artificiali o beveroni. Riguardo a quest'ultimi ne sconsigliamo vivamente l'uso. Uno, perché al massimo aiutano indirettamente a perdere peso, secondo perché andrebbero contro al principio base di questa disciplina che prevede una naturale ricomposizione corporea e di disintossicare il corpo dagli eccessi e dalle tossine. E la maggior parte delle volte non sappiamo nemmeno cosa andremo effettivamente ad ingerire con questi integratori o simili.

CPSIA information can be obtained
at www.ICGtesting.com
Printed in the USA
BVHW031209280521
608301BV00009B/2